九成的藥不用吃

藥物副作用更是疾病的來源！

日本「停藥診療」專家、松田醫院 和漢堂院長
松田史彥 著
林雅惠 譯

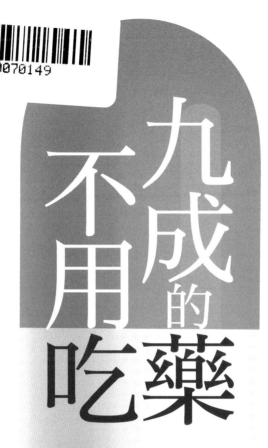

松田醫院和漢堂

「停藥診療科」養生訓

- 「是藥三分毒」必需牢記在心。
- 藥（＝毒）有其必要存在的時候，應該善用而非擅用。
- 藥也會致病，請鼓起勇氣試著拒絕它。
- 要聰明用藥，而不是被藥所用。
- 醫生只是提建議的人而已，患者本身需要獨立思考。
- 網路上的資料、媒體報導的新聞、醫生給的訊息等，切勿來者不拒、照單全收。
- 將生理和心理的毒素排出體外，而且相信自身的自癒力。
- 心理的毒素全是自己的心製造出來的。
- 健康需要靠正常的生理和豐富的心理聯手打造。
- 「病由心生」請謹記在心。

目錄

第2章 是人吃藥，還是藥吃人？——大有問題的藥物副作用

第3章 從減藥到停藥——世上沒有必須吃一輩子的藥

第4章 不再需「藥」，「停藥診療科」的挑戰

——整合應用替代療法，改善體質健康

第5章 自己也辦得到的「停藥科」——不用藥也能安心的日常建議

推薦序

用藥救急，用「心」治病

這本書，非常值得一看！為什麼？因為：

作者是一位擁有西醫、中醫的正式執照與臨床診療經驗的醫師，擁有完整的專業知識；作者擁有六年左右的「停藥診療科」的臨床診療經驗，是有真憑實據的實戰經驗；從最終章「對今後醫療的七項建言」，可以看到作者真心為廣大群眾健康思考的用心，不是譁眾取寵的言論，可以看到作者「仁人之心」。

看完這本書，不禁讓我拍案叫絕。透過出版社知道日本竟然有這樣子的特別門診，內心簡直是痛快極了。

雖然彼此思路並不完全一樣（重點後面跟大家分享），但彼此都看到臨床上（只依賴藥物、過早使用藥物、長期依賴藥物）處理疾病的盲點。也嘗試整合專業所學，提供民眾一個「不用藥、不依賴藥物」的健康人生。

以下摘要分享我們的經驗與想法：

如果您已經長期服藥，請不要直接停藥！請把這本書當作「探索健康的學習書」，以循序漸進、穩紮穩打、邊做邊學的心情，慢慢找到「最適合您自己的健康之道」，這樣的方式才是找回健康最重要的基礎！

不要拿書上的資訊嚇自己！作者在書上也有說，不是叫你從此不吃藥（第一〇八頁）。書上寫的許多藥物治療的負面經驗與反向思考，是針對「盲目相信藥物治百病」的人作為省思參考用。作者在必要時，還是有開立藥物處方給病患，不要把開藥的醫師全部都貼上負面標籤。而我們推廣的自然整合醫學，也是強調「不盲目排斥藥物與手術」喔！

好好閱讀第五章，特別記得要多試試「自我照顧最重要的是『持之以恆不勉強』」章節裡面的自我照顧的方法。臨床上，即使是遇到作者在書上所寫，已經吃了太多種、太大劑量的藥物，造成病患嚴重的身心混亂，還是要設法找到一位願意細心陪您評估、減藥、停藥的醫師，不建議您把自己或家人當成白老鼠，自行做實驗！

我們的團隊在過去十三年來，致力於推廣涵蓋「身體、情緒、心智、精神」四大層次的健康平衡的「全相醫學」，跟作者經驗非常雷同的地方包括：

以心為本：包括每個人的心態與心念（人生觀與價值觀）、心智（思考習慣）、心情（情緒彈性），透過自律神經、內分泌、免疫系統的連鎖運作，實實在在地在影響每個人的健康！

建立「高彈性、建設性」的人生觀，學習「情緒釋放」與「潛意識探索」，培養「高能量」的生活方式（例如學習靜心、呼吸、瑜伽、冥想、正念）等，都會讓我們更健康，也有更高的抗壓力！

人如其食：**You are what you eat!** 筆者本身是台灣的身心醫師，但在營養研究所讀書時，透過「細胞訊息傳導路徑」、「癌症生物學」、「礦物質與微量元素」這幾門課，清清楚楚看到過度烹調、食品加工、飲食型態對人體健康造成的傷害。又親自實驗過「低碳飲食、間歇式斷食、少鹽少油飲食、飯水分離、生酮飲食」等許多飲食療法，不僅自己從有脂肪肝、三酸甘油酯偏高、體重過重的情形，足足減重十二公斤而且百病全消之外，也讓很多罹患慢性病、身心症的朋友們，也享受到健康回春的喜悅！

能量管理：在忙碌多元的二十一世紀，每個人的體力、心力、精神力如果不好好管理，總有耗盡的時候。在這個時代，不僅只是企業要思考「永續經營」的議題，連個人也鼓勵用「永續經營」的角度，找到CP值最高的生活方式，才能夠「健康終老，快樂到老」的人生喔！

光流聯合診所院長
楊紹民

網站

臉書

光流聯合診所

診所臉書

推薦序

天啊！九成藥不用吃！

這本書寫得太好了！

所有在吃藥的人都必須要知道這背後的真相到底是什麼？怎麼會有一個這麼大膽與有勇氣的醫生！作者松田史彥醫生膽敢挑戰主流醫學絕大多數的做法！不可思議也令我敬佩！相比之下我真是相形見拙啊！

我是一個整天叫病人不要亂吃藥的醫生，即使是各種急性感染症，我也一定想辦法找出病因讓病人在一兩個禮拜之內痊癒，但是礙於制度，不得已處方箋裡面，大部分開立的都不是藥物。病人都問我說：「你是醫生，我有病為什麼不開藥給我，藥包裡面都是各種維生素、酵母菌、酵素和保肝藥，這樣怎麼會有效！」然而多數的結果就是很有效！這告訴我們什麼？原來有太多的病痛根本不需要吃藥，我們只要讓病人把身體調理好，把免疫力提升，病痛自然遠離，就這麼簡單。

尤其慢性病更是如此，我個人不到萬不得已，不建議也不開立慢性病處方箋，因為這些慢性病根本都是跟生活型態不佳和錯誤的飲食習慣長期累積造成的，只要順應大自然的四季變化和十二經絡運行時間配合演出，同時改善飲食結構，減少澱粉並增加正確比例好油攝取，再加上適當的運動習慣，大部分的慢性病就這麼消失了，那疾病真相既然如此，我為什麼還要開藥給病人吃呢？然而人性使然加上知易行難，所有的醫療院所都這麼開，大家都這麼服藥，想想只要每天一次用藥，血糖、血壓、血酯就這麼恢復正常值了，所以我就健康了，對吧！這麼簡單！我為什麼還要過著這個麵包餅乾要禁止，那個紅肉要減量等等不方便又限制的生活？

然而隨著藥物持續使用，讓表面上的生理數據漂亮以外，實際上並沒有改變導致問題的繼續惡化，年復一年只是越來越嚴重而已，太多人的慢性病處方箋從一天一顆藥，慢慢的變成兩顆、三顆、四顆、五顆甚至更多，最後會怎樣呢？送去長照照護機構就好了嗎？整天插著胃管、尿管、帶氧氣罩和被人餵食、把屎把尿真的好嗎？

愛護健康和有智慧的讀者一定要好好看完這本書，找一個願意聆聽你病情的醫師，從改變你的生活飲食開始做起，一步一腳印將你的慢性病藥物慢慢停掉，從新擁有真正的健康。作者松田史彥醫生的睿智與勇氣，寫出真相挑戰主流醫學對抗療法，再一次表達我心中的敬意。

吉康耳鼻喉科暨自然醫學健康照護中心醫師

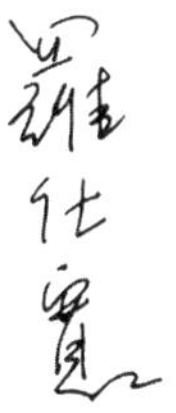

前言

吃了藥健康卻變差的惡性循環，該踩剎車了！

大約是六年前的事，當時我在熊本縣熊本市的松田醫院和漢堂擔任院長，開設了全日本……不，應該說是全世界第一個「停藥診療科」。

還記得那是一個午後，我一個人在診療室因為某些現象陷入了思考。

「那位患者的憂鬱症為什麼一直不見好轉？」

「這位患者從小就和過敏性皮膚炎奮戰，為什麼治療了那麼久還是好不了？」

當時我腦海裡浮現的是一個又一個的治療瓶頸，不論醫病雙方再怎麼拼命努力治療，依然是效果不彰。正當百思不得其解時，忽然閃過了一個念頭。

「難道是藥吃太多的緣故？藥物反而成了治療的阻力？既然如此，那就停止吃藥吧，停止吃藥……停藥診療科！」

這就是治病不用藥、看病不吃藥的開端。從那時候開始，我一面協助求診者減少多餘沒有必要的用藥劑量，幫助他們停藥、斷藥，同時併用中醫藥等輔助與替代醫療，嘗試藥物以外的方法替患者找回真正的健康直到今天。

話說回來，原本是為了醫病治病的藥物，反而成了醫療阻力，這是為什麼呢？最大的原因無非是絕大多數的藥都是不存在於自然界，也不存在於我們體內的化合物，對人類的身體來說，本來就是不相融的外來物。也就是說，所有的藥基本上都是毒，只是，這個毒有其存在的必要。該如何善用藥物是醫師和患者雙方必須共同合作的任務，不是嗎？

因此，我從來沒有否定藥物的想法，需要用藥的時候就一定要用藥。譬如說遇到緊急狀況，患者突發劇痛或疼痛嚴重時，立即給予藥物治療，可以減輕他們的痛苦，讓本人比較舒服，所以，我贊成針對緩解症狀用藥，很多時候都可以得到戲劇性的效果。誠如上述救急用藥、服藥是無可厚非的，而且應該說是必需的措施。

不過，假如是慢性的身體不適或是稍微感到不舒服就吃藥，甚至還特意長期服用的話，就要考慮一下了，畢竟對人類的身體來說，藥物本來就是不熟悉的外來物，而且藥物進入人體發揮效應時，它的作用是全身性的，絕不會只針對特定的部位，因此，很可能引發其他不適。

此外，多種藥物併用也是一大隱憂。因為投藥的效果不如預期，所以就增加藥物的種類和劑量，這樣的做法只會導致我們稱之為副作用的其他新病症出現，對恢復健康來說，這不是阻礙，什麼才是阻礙呢？我決不是鼓吹盲目的停藥、不吃藥，每一位病患都應該有選擇吃藥或不吃藥的權利，今天的問題在於可供本人做出選擇的資訊是否充分足夠。我希望讀者在服藥之前，能夠聽取藥物的正面作用，同時也要了解藥物的副作用等不良反應的一面，最後由自己做出服用或不服用的決定，醫生徹頭徹尾都只是擔任建議者的角色而已。不過，我個人的感想是和藥物有關的負面資訊，比方說副作用等等，實在是少如鳳毛鱗爪。

應該也有很多人意識到「是藥三分毒」這句話確實不假，一方面是因為日本醫療被詬病為「藥罐子醫療」由來已久，另一方面則是因為民眾也在現實生活中，親身經歷到「吃了藥，身體卻不見好轉」的體驗。

即便如此，在「不吃藥後果不堪設想，可能會死」的恐懼心理作用下，本人還是選擇繼續吃藥，擔憂讓人停不了藥。

不過，從現在起，諸如上述的藥物信仰已不再是牢不可破。「繼續吃藥，後果不堪設想」才是事實，大家應該正視「減藥、停藥」這個選項。藥物本身並不是不好，癥結完全在於不當使用。只要做到正確用藥，就能夠減藥。

我在減藥、停藥方面累積了為數眾多的「臨床經驗」，本書便是根據這些診治經驗寫成，期待藉由本書的文字讓讀者了解人體必須服用的藥物究竟是哪些？哪些藥物會傷及人體健康？該如何降低以及停止服用這些藥物？此外也希望讀者能夠從本書習得日常生活中的排毒方法，這些有毒物質包括藥物在內等所有滯留在人體內的毒素。

順帶一提，我的行醫生涯是從麻醉科醫師開始的，在麻醉科執業六年後，為了繼承父親的醫院轉至內科，從此接觸到無數名明明已經出現副作用卻不自知，仍然漫無止境地服藥的病患。在這歷程當中，我不斷地思索「真正的醫療究竟是什麼？」這也為我開啟了中醫藥的學習之路，如今已超過了二十年。除了西醫的診療之外，我不停地探討更有效的醫療，學習也實踐各種輔助與替代療法。雖然現在還在學習，不過，我敢大聲說手中已經握有不少張「不吃藥就能改善健康」的「王牌」。

回想起來，自從「停藥診療科」設立以來，我在非常、非常短的時間內，令人難以置信地遇見了許多傑出的醫師和治療家。我從他們身上學到很多找回身、心、靈健康的方法以及重拾開朗笑容的方法。

相信讀者應該是迫不急待地想知道這些方法究竟有多精彩。

「讓身體一直與藥物為伍，真的適當嗎？」本書不僅是對「藥罐子醫療」的質疑，同時更希望大家能藉由本書體認到「想要得到真正的健康，就必須關注自己的心和意識。」衷心期盼本書能夠成為讀者獲致健康的契機。

松田醫院 和漢堂院長
松田史彥

第 1 章

藥致病

——吃藥前，你不能不知道的事

1. 你真的需要吃那顆藥嗎？

醫生開的藥不就是要吃嗎？

當你到醫院求診，診斷結束時醫生完全沒有開出任何的藥物處方，只說：「先觀察一段時間看看。」這時你會做何反應呢？

我想大部分的病患應該會感到萬分錯愕，隨之產生滿滿的不安，有的人可能會對醫生提出要求：「不要說觀察什麼的，可以開個藥給我嗎？」我們現在的醫療現場，已然形成「看病就是要拿藥、吃藥」的不成文規定。

也就是說，在病患的潛意識裡，他們堅定地認為「替人治病的不是醫生，而是藥物」。這是多麼大的錯誤認知啊，藥物充其量只是醫療上的輔助品而已，真正幫助我們恢復健康的是人體與生俱來的「自癒力」。

醫師則是教導我們如何改變生活習慣、調整生活作息，使人體「自癒力」充分發揮的指導者，只有在必須協助「自癒力」撥亂反正、正常運作的情況下，或者事態緊急，必須立即解除人體所面臨的威脅、痛苦時，才使用藥物。這也才是用藥、服藥最初的目的。

正確的用藥觀念是服藥前必先質疑

目前的醫療現況又是如何呢？

只要跟醫生說身體哪裡不舒服，馬上就可以領藥、吃藥。有些健康檢查的檢驗值只是超過正常參考值一點點而已，得到的醫囑就是先領藥、吃藥再說。如果藥物真的能夠治療疾病，當然要吃藥。不過，如果問我對服藥的意見的話，我認為大多數的藥並沒有存在的必要，是不需要服用的。然而，我們現在的醫療實況是：

「膽固醇稍微高了一點！先吃藥看看吧！」

「血糖值很高！是糖尿病沒錯，先吃降血糖的藥看看吧！」

「睡不著？先開點安眠藥吃看看吧！」

「覺得悶悶的？吃點會讓心情開朗的藥看看吧！」

像上述這些例子一樣，只要病患一抱怨自己哪裡不舒服，醫生馬上開藥處置，這就是現今的醫療常態。

而病患也早已對這種有病就吃藥的醫療習以為常，人的生理和心理也就在不知不覺間產生了「無藥不成醫」的定見。

醫師當然需要大大的反省，不過，病患本身也應該改變一下用藥的態度，不要再「醫生說什麼藥就吃什麼藥」了。

「那顆藥真的需要吃嗎？」服藥之前存疑、質疑，只是恰如其分的做法而已。

藥為什麼不用吃的三大理由

大部分的藥為什麼不用吃呢？我認為有以下三個理由。

第一個理由是很多人明明沒有生病，卻被診斷為生病，像這種情況開出來的藥根本不用吃。

譬如血壓、膽固醇、三酸甘油酯等檢驗項目，因為正常參考值訂得太過嚴苛，使得「假性病人」的人數暴增，而且這些人都在吃也許用不著吃的藥。

第二個理由是幾乎所有的藥物都有副作用。

藥物本身帶來的不良反應會讓身體產生新的疾病，這些新疾病就被冠上「副作用」的名稱與服藥的人為伍，尤其是經年累月服藥的人更容易出現副作用。

第三個理由則是一個令人瞠目結舌的怪異現象，那就是我們的周遭突然出現○○症候群、○○病等新的病名，無巧不巧，電視也開始熱播某種新藥剛好可以治這些新的疾病，時序上完全配合得天衣無縫。越來越多的人被診斷為得了這些新的疾病，簡直就像是為了配合這些新藥一般。吃了這些藥，就算身體覺得舒坦一些，但副作用終究會如影隨形。

所謂的「藥致病」就是指上述的情況。在下一個章節裡面，我們將做更詳細的說明。

2. 高血壓是標準值製造出來的疾病？

推估高血壓患者高達四千三百萬人

根據厚生勞動省於二〇一五年十二月公布的「主要傷病患者人數統計」（二〇一四年十月調查），高血壓患者的人數來到了一〇一〇萬八千人，高居主要傷病排名的榜首。

該項調查每三年進行一次，從過去的統計資料可知，二十年前大約有七五〇萬人患有高血壓，二十年來增加了三成左右的患者數。

除此之外，還有一個更驚人的數據，「準高血壓患者的人數推估應有四千三百萬人。」

這是一個令人跌破眼鏡的數字，不是嗎？這個數字究竟是怎麼被推算出來的？

這其中的關鍵，原來就在「正常值」，也就是說血壓要高到什麼地步叫做不正常？會被視為可能有高血壓？

高血壓的定義趨嚴

時間回溯到昭和後半。在一九六〇年代之前，正常血壓被定義為收縮壓在「年齡＋九十」以下（單位為mmHg毫米汞柱，以下省略）。如果四十歲，理想收縮壓就是不超過一三〇，五十歲則是一四〇，六十歲是一五〇，七十歲則以一六〇為正常值。假如套用這個公式做基準值的話，根本不需要過度擔心高血壓的問題。

然而，世界衛生組織（WHO）在一九七八年訂定的標準，卻言明血壓與年齡

「高血壓性疾病」的患者總人推估

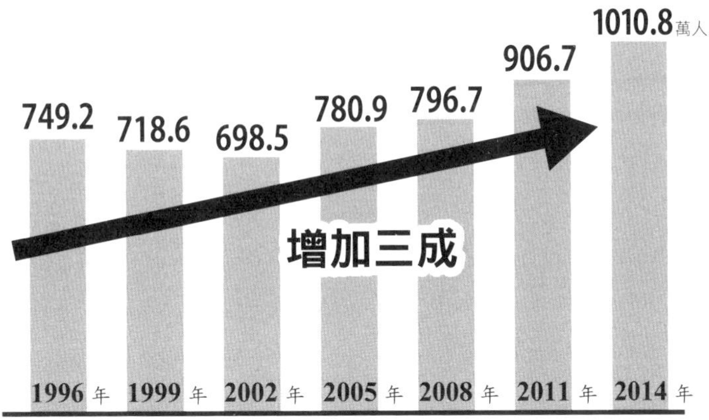

※根據厚生勞動省「患者調查」做成

無關，「高血壓的標準值為一六〇／九五」，只要有一個數值超過，就稱為高血壓。日本也趁這個機會，重新檢討高血壓的定義。

順帶一提，血壓值前後兩個數字，「前面」那一個比較大的數字為收縮壓，「後面」那一個小的數字是舒張壓，也就是心臟舒張時的血壓。

日本後來如何修訂高血壓的標準呢？根據一九八七年當時厚生省編製的「老人基本健檢手冊」，「六十五歲以上，『血壓超過一八〇／一〇〇』，應到醫院接受檢查」。這一個標準值基本上遵循了世界衛生組織的建議，也把年齡因子納入了考量。（編註：台灣正常血壓值為一二〇／八〇及以下，高血壓為一二〇／八〇至一四〇／九〇，資料來源：衛福部。）

在這個標準值的定義下，推估高血壓患者的人數大約有一七〇萬人。

到了平成以後，一九九九年世界衛生組織和國際高血壓學會再次下修高血壓的定義，最新的標準為「一三九／八九」，超過這項標準值，就算是高血壓。

這項標準值可說是把年齡因素完全排除在外了，日本也隨後跟進，重新定義高血壓的標準。在標準值變更的情況下，有更多的人被列為高危險群，而且，患者人數還一口氣膨脹了九倍，來到了一五一〇萬人。

接著，日本高血壓學會更是加碼從嚴處理，提出健康成人的理想血壓應為「一二〇／八〇」的建議。所謂的「理想血壓」，只是學會提倡的建議值而已，是一個減少動脈硬化發生率的最佳血壓值。

把這個理想血壓值拿來當做判斷基準，結果，高達四千三百萬的人口瞬間被劃入高血壓患者族群，所有的高齡者一夕之間幾乎都成了高血壓患者。

雖然出現了重新檢討標準值的聲音，但……

或許是覺得這個數字太匪夷所思，日本人類藥學學會提出了另一項新標準，只要在「一四七／九四以下，都可以被接受」。

如果使用這項數值做標準的話，被列為高血壓疾患的人數立即降至八六〇萬人，跟四千三百萬人比起來，患者人數只剩下五分之一。

不過，日本人類藥學學會最後並沒有堅持「一四七／九四」之說，但我認為這個數值是具可信度的，因為該數值是按照性別、年齡層統計，分析超過一五〇萬人以上的大數據所得到的預估值。

走出高血壓的陰影吧！

舉了這些數據，我想說的只有一件事，那就是「只要標準值一改變，被宣告患有高血壓的人數就會瞬間飆升、瞬間驟降。所謂的標準，不過如此而已。」

現行的標準值完全不考慮性別和年齡的因素，這一點實在令人遺憾。

「一般來說，人的血壓會隨著年齡上升。」這是醫學教科書上寫的「超基本常識」。我認為無視於這項事實所訂出來的標準值，一點兒意義也沒有。

東海大學名譽教授大櫛陽一先生很早以前就指出這個數值的問題所在，他自行調查年齡在二十至七九歲之間，總共收集了六十三萬人的血壓資料，依性別及年齡層（年齡切分成每五歲為同一級距）分析並設定標準值，再據此標準值進行診斷，結果讓兩千萬人走出高血壓的陰影。

由上述可知，如果醫生用嚴苛的標準值來解讀血壓測量的數字，然後本人被宣判「有高血壓」的情況，實在不需要太過緊張，更不需要服用醫生開出來的降血壓藥。

我並沒有高血壓一概不需要藥物治療的意思，確實有某些病患需要高血壓藥物。我只是想提醒大家，高血壓的形成因素有不為人知的另一面，它其實是標準值所造就出來的疾病。

3. 高血壓是疾病嗎？

「血壓降下來就能夠健康長壽」，這句話只對了一半

我們在上一個章節裡講過，「高血壓是標準值製造出來的疾病。」如果讀者認同這句話的話，也許心裡會產生一個疑問。

「既然如此，那麼高血壓是疾病嗎？」

高血壓治療的最重要目的是「為了預防心肌梗塞等心血管疾病以及腦中風、腦溢血等腦血管病變。」也就是說，「血壓過高會帶來一連串危及性命的併發症，所以才需要把血壓降下來。」

「血壓降下來就能夠預防疾病，健康長壽。」這句話當然不是胡說八道，只是，也不意味著健康長壽就等於血壓不高，血壓與健康之間的關係不能用二分法簡簡單單的就下定論。

慶應義塾大學醫學部曾經發表一份研究報告，就是最佳的佐證。該研究以一六三位、一百至一〇八歲的高齡者為對象進行調查，綜合包括飲食、如廁、洗

澡、步行、失智症程度等生活自理能力做評估。

結果顯示，自主度最高的族群，竟然是收縮壓落在「一五六～二二〇」那一階的高齡者。在失智症程度方面，也顯示「血壓較高的人，認知能力較佳」的傾向。

為什麼血壓會隨年齡增加？

看到這裡，對深信「高血壓是奪命殺手」的人來說，不僅會感到震驚，同時也難以置信吧？血壓會隨著年齡增加是有它的道理的。

血壓是用來運送血液的，只有充分的血壓才能將血液送到包括大腦和肌肉在內的全身上下。就生理特徵來看，年紀越大，血管壁會因為血管硬化變得越來越沒有彈性，血管內部也會變得越來越狹窄。這時心臟若要將血液輸出，就需要較高的血壓才能達到。

高血壓與年齡老化有關，實在是再單純不過的道理。假如我們硬是要將血壓降下來的話，會發生什麼後果呢？關於這一點，我會在降血壓藥物章節中做詳盡的說明。

總而言之，我們不能說血壓稍微偏高是疾病。

如果正值三十、四十歲的青壯時期，血壓就飆破一八〇或兩百，當然要利用藥物積極的治療，但話說回來，改善生活習慣，透過健康的生活方式，也能有效控制血壓，我還是不建議吃太多血壓藥。

也有人因擔心、不安，動不動就量血壓，像這樣提心吊膽過日子，反而更容易讓血壓上升。

4. 血糖值稍微偏高也不是問題

血糖急遽變化才是問題

我們在前面（第二十五頁）提過「患者調查」，根據該調查指出，病患人數最多的疾病是高血壓，其次是牙齦發炎與牙周病，緊跟在後的則是糖尿病。日本有高達三一六萬六千名糖尿病患。

血糖持續升高形成糖尿病，糖尿病會影響到全身，除了「三大併發症」——視網膜病變、腎臟病變、末稍神經病變之外，還會加速動脈硬化，引起心肌梗塞、腦中風。因此，我們經常可以聽到「降血糖」的呼籲。

糖尿病患者都非常在意「糖化血色素」的檢測值。

血色素是紅血球中的一種蛋白質，主要的功能是把血液中的氧氣帶到身體各部位，而葡萄糖會附著在血色素上，這種被葡萄糖附著的血色素就稱為糖化血色素。血液中的糖分越高，附著在血色素上的葡萄糖也就越多。

糖化血色素的檢測值是提供醫師評估糖尿病患血糖控制的標準。現行的國際標準如下：

一〇%以上	非常不良
八·〇~九·九%	控制不良，需檢討治療方向
六·六~七·九%	略為偏高
五·八~六·五%	控制良好
五·八%以下	正常

這個標準就跟高血壓一樣存在著爭議，太嚴苛了。

之所以這麼說，可以從二〇〇八年發表的「ACCORD」（譯註：原文為**Action to Control Cardiovascular Risk in Diabetes**，控制糖尿病患者心血管疾病風險的行動，為一項非常著名的臨床試驗）報告得到驗證。ACCORD在美國和加拿大進行大規模隨機試驗，報告中指出：「透過藥物和飲食治療，使糖化血色素降至六・四％以下的嚴格控制血糖組患者，其全因死亡率較糖化血色素降至七・五％以下的非嚴格治療組高出二二％。因對心血管疾病無抑制效益，試驗提前結束。」簡單的說，用更加嚴格的治療降低血糖未必能給患者帶來更多獲益，反而會引起反效果。

血糖值的最大問題不在於數值本身高或低，而是在於數值波動幅度的大小，而血糖忽高忽低的問題，並不是把血糖降到「良好值」就可以獲得解決。

血糖值「略為偏高」也可以被接受。個人認為「糖化血色素」值的標準訂在七～八之間就已經綽綽有餘了，並不需要太過嚴格的限制糖質。

二〇一八年三月六日，美國醫師協會（ACP）提出了一個令人吃驚的觀點：「第二型糖尿病患者的糖化血色素控制目標應該為七％～八％。」這是美國醫師協會引用以「ACCORD」為主的數個大型臨床試驗的研究結果後所下的結論。

美國醫師協會的結論恰巧與我所提的建議一致。對患者來說，標準放寬是一大福音，但對有些醫師、製藥商來說，可就是負面衝擊了。

看到這裡，相信讀者也理解到糖尿病跟高血壓一樣，標準值一改變，患者的人數就會跟著遽增或驟減。

根據厚生勞動省所做的「國民健康　營養調查」（二〇一六年）顯示，「有一千萬人疑似罹患糖尿病，另一千萬人有潛在糖尿病的可能」。

這份報告的推估基準是糖化血色素大於六．五％者，判定為疑似罹患糖尿病，糖化血色素介於六．〇％～六．五％之間者，列為有潛在糖尿病的可能。

假如報告引用我和美國醫師協會建議的標準的話，患者人數應該會大幅減少。

5. 膽固醇和三酸甘油酯的檢測值，高出一點也無妨

所謂的膽固醇標準值，根本缺乏根據

不論是做了一般或精密的健康檢查，因為報告顯示「膽固醇太高」而來院求診的患者始終絡繹不絕。長久以來，我們被灌輸「膽固醇過高會造成動脈硬化，進而引發心肌梗塞」的觀念，使得民眾對膽固醇一直存著戒慎恐懼的心態。

說起來這也是一個因為標準值過度嚴苛所引起的現象。

日本動脈硬化學會在一九九七年正式發布「血中總膽固醇若超過二二〇毫克，即可確定為高膽固醇血症」。不過，「心肌梗塞發生率為日本三倍」的歐美國家，卻訂了一個比二二〇毫克寬鬆的標準值。

而且，經過了二十年，越來越多的證據顯示當初這個二二〇毫克的標準值根本沒有依據。與其執著於某個切點，不如說「總膽固醇介於二二〇至二八〇毫克之間者，可視為健康」。

實際上，已知總膽固醇落在此區間的族群，總死亡率低，罹患癌症、心血管疾病以及呼吸器疾病的人數也不多。儘管事實如此，現在的醫療仍然堂而皇之地套用這個標準值。二〇一四年日本人體精密健檢學會收集並分析了一五〇萬名受診者的資料，依性別、年齡別發表了總膽固醇的標準值。各年齡層的數值如下：

男性（三〇至八〇歲）	一五一至二五四（LDL（低密度脂蛋白膽固醇）七二至一七八）
女性（三〇至四四歲）	一四五至二三八（LDL六一至一五二）
女性（四五至六四歲）	一六三至二七三（LDL七三至一八三）
女性（六五至八〇歲）	一七五至二八十（LDL八四至一九〇）

假如套用上述的數值做標準值的話，被診斷為高膽固醇血症的人應該會大大的減少，不是嗎？

根據厚生勞動省的「患者調查」報告指出，包括高膽固醇血症在內的高血脂症（血脂異常）患者人數多達二〇六萬二千人，僅次於糖尿病。順帶一提，高血脂症是指「高膽固醇血症＋高三酸甘油酯血症」。

女性於更年期後出現較高的膽固醇值是正常現象

就前述的標準值來看，只有女性按不同的年齡層設定不同的標準值，讀者或許會感到不解，這是因為女性在更年期後雌激素減少，再加上免疫力降低的關係。身體為了提高免疫力，勢必得增加膽固醇。

也就是說，更年期以後的女性膽固醇值升高，既不是什麼異常，也不是什麼疾病，而是極其自然的生理變化。如果很簡單的用「血中總膽固醇若超過二二〇毫克，即可確定為高膽固醇血症」來診斷的話，那麼，年齡在五十至六九歲的女性，將有一半的人被判生病。

基於上述的理由，我認為日本人體精密健檢學會所提出的標準值才是適切可行的。不過，一如以往，不知是否承受到了什麼樣的壓力，現在已經妥協了，跟血壓的狀況如出一轍。

膽固醇本身真的有「好、壞」之分嗎？

在第三十六頁的標準值中，出現了「ＬＤＬ」。所謂的「ＬＤＬ」，是指存在「低密度脂蛋白」中的膽固醇，也就是我們俗稱的「壞的膽固醇」。日本動脈硬化學會將ＬＤＬ的標準值訂在「一二〇以下」，其實是非常嚴苛的限值。

已知的事實是ＬＤＬ數值比較高的人，比較不易生病，比較長壽。

有些膽固醇原本就沒有分「好的膽固醇」跟「壞的膽固醇」。

人體全部都是由細胞組成，這是大家都知道的常識，細胞的最外層是細胞膜，構成細胞膜的主要成分就是膽固醇。人類的身體不能沒有膽固醇，以腦細胞和神經細胞為例，有六成的原料來自膽固醇。膽固醇也是合成重要荷爾蒙的原料，包括副腎皮質荷爾蒙、性荷爾蒙（雄性激素及雌性激素）以及合成膽酸等消化液的重要元素。

回到一直被稱為「好的膽固醇（HDL）」跟「壞的膽固醇（LDL）」，究竟扮演什麼樣的角色呢？HDL的主要功用是把身體各處的老舊膽固醇回收回來，這些膽固醇由高密度脂蛋白運載，送回肝臟代謝後排除。

另一方面，LDL則是把新鮮的膽固醇送到全身的組織，供細胞使用。不同於HDL的是，此時負責運載的「交通工具」為低密度脂蛋白。

打個比方來說，LDL就像是趕往火災現場滅火的消防車。人體可能因為高血糖、壓力、有害物質等出現慢性發炎的症狀，或者使血管受損，LDL勤奮地將新鮮的膽固醇運送到全身各處，讓受損的細胞修復使用。從這一點來看，LDL怎麼會是「壞的膽固醇」？根本就是「超級好的膽固醇」。

也許是因為ＬＤＬ會聚集在某一段硬化的血管上，結果就被視為造成血管阻塞的元凶，平白背上「壞膽固醇」的黑鍋。

從以上的說明讀者應該已經了解膽固醇沒有好、壞之分，它就是身體必需的物質。我們應該從今天開始好好謝謝一直盡忠職守的ＬＤＬ，而且不要再對檢測值斤斤計較了。

三酸甘油酯高的人比較長壽

說到三酸甘油酯高，它的狀況也和膽固醇相去不遠。

多數人聽到三酸甘油酯，直覺的印象就像肥肉一樣，使血液黏稠、混濁。三酸甘油酯並非是「萬惡不赦」的東西。

人體從食物中攝取油脂，在小腸被吸收，然後進入血液循環，提供能量供細胞使用，維持人體機能正常運作。未被消耗掉的部分就轉變成三酸甘油酯儲存下來。

標準值是用來判斷血液中三酸甘油酯的數量是否正常。正常的三酸甘油酯值範圍因檢查醫院不同而有不同，目前「三〇至一五〇毫克」被視為正常範圍，超過三〇〇毫克被視為過高，需要立即去醫院接受治療。

美國將正常值定在「一〇〇〇毫克」，檢測值在一〇〇〇毫克以下者，還不必透過藥物控制。當然，美國人和日本人在體格、飲食生活等各方面都不相同，不能一概而論，但是，兩者的正常值應該不至於相差這麼多吧？

根據大櫛陽一先生在伊勢原市進行的研究顯示，「三酸甘油酯較高者，死亡率較低」。

此一現象在男性身上更為顯著，「三〇〇毫克的族群，死亡率最低」。

雖然我們常常聽到「三酸甘油酯是造成肥胖、引起全身動脈硬化的危險因子」，但事實是三酸甘油酯值稍微偏高，也不需要太緊張。

6. 為什麼憂鬱症患者人數突然暴增？

「你的心感冒了！」暗藏玄機的製藥廠廣告

據厚生勞動省的「患者調查（二〇一四年）」報告，包括躁鬱症在內的精神疾病患者的總人數，由一九九六年的四三萬三千人快速竄升到一一一萬六千人，近十八年來精神疾病人口成長了二·六倍。

讀者的周遭或許有一、兩位正在看憂鬱症等身心科門診的人，或許也有症狀嚴重到留職停薪在家休養或住院治療的人，不是嗎？是的，有情緒障礙困擾的人確實不少。

罹患精神疾病的患者之所以從一九九〇年代開始快速增加，當然有它的原因，主要有以下兩個。

一是藥廠把憂鬱症比作是「心靈感冒」，重複不斷的舉辦盛大的造勢活動。這樣的廣告有效的降低了民眾前往精神科或身心科求診的心理門檻，「每個人的心靈都可能傷風感冒，當然要找醫生看病，哪裡丟臉了？」曾幾何時有煩惱就找醫生的觀念悄悄的在人們的心裡紮了根，不再諱疾忌醫。憂鬱症的宣傳活動可說是成功到位。

藥廠是營利單位，不是公益慈善團體，造勢的目的當然是為了賣新上市的抗憂鬱症藥。除憂錠（Paroxetine）、百憂解（Fluoxetine）等被稱為ＳＳＲＩ（選擇性血清素回收抑制劑），剛好都在這個時期出現。

「精神疾病患者人數」推估

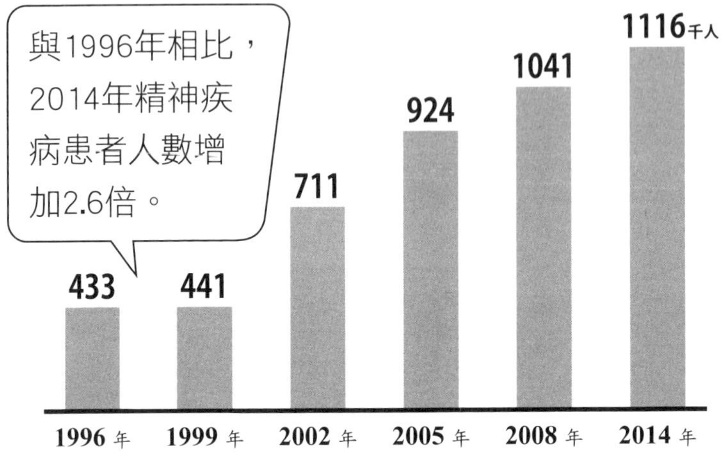

※2011年的調查未包括福島縣及部分的宮城縣，故未計入本圖
※出處：厚生勞動省「患者調查」

為了避免誤解，我在此做個說明。

市面上的每一種藥品都有很多種名稱，包括國際通用的學名以及藥廠自行命名的商品名。本書例舉的藥品名稱，採用的是商品名，學名則加列於括號內。

「憂鬱症是由腦內缺乏血清素所引起的病變。」這些藥物便是根據這句話所研發出來的，主要是為了增加名為血清素的腦內神經傳導物質。

不過，早已經有許多研究指出「血清素未必是憂鬱的關鍵要素」。

新定義擴大了憂鬱症的覆蓋範圍

另外一個使患者倍數成長的原因是憂鬱症的定義變得更寬鬆了。

舉例來說，有的人深陷在親人過世的悲傷，一時之間委靡不振，有的人因為強大的工作壓力暫時出現失眠、低潮的症狀。像這種出現憂鬱現象的原因一清二楚，但還是把它診斷為憂鬱症。

我們以前說的「典型憂鬱症」，現在叫做「單極憂鬱症」，主要的症狀包括患者無來由的陷入負面的情感狀態中，對以前感到有趣的活動失去興趣，對周遭麻木、漠不關心。實際上，這是一種罕見的疾病，即使是精神科醫師也難得遇上這類病人。

換句話說，憂鬱症是一種「定義一改變，患者人數就會增加」的疾病。

心病靠「時間藥」來醫，好的更快速

回過來看看比日本更早廣泛使用抗憂鬱藥物的歐美國家，如何看待憂鬱症呢？

在那個不使用抗憂作為治療鬱藥物憂鬱症的時代，也就是以「典型憂鬱症」病患為主，憂鬱症尚未被擴大解釋的一九六〇年代，報告指出：「整體來說，無論是否經過治療，憂鬱症、憂鬱狀態最後都會復原，是預後狀況最為良好的精神疾病之一。」這是美國國家精神衛生研究院（National Institute of Mental Health，NIMH）的報告。

無獨有偶的，十九世紀的德國精神科醫師埃米爾・克雷佩林（編註：Emil Kraepelin，一八五六年到一九二六年。德國精神病學家、現代精神病學的創始人。精神官能症、精神病、阿茲海默症等專有名詞皆由其命名）就曾說過：「憂鬱症患者即使沒有經過治療，通常也都能夠在六到八個月內恢復正常的生活。」

也許有人會提出異議說：「不要把阿公阿嬤時代的事情拿出來講，醫學一直在進步。」

那我們就來看一份一九九五年的報告。一九九五年的時候，憂鬱症的定義已經放寬了，治療方式也加入了抗憂鬱症藥物，當我們看完了這份報告，應該就能夠了解了。這份報告同樣出自美國國家精神衛生研究院，報告上說：「憂鬱症患者當中，無法扮演好社會角色的可能性，接受藥物治療者比未接受藥物治療者高出三倍。無法就業工作的可能性則高出七倍。」也就是說，無論是「典型的憂鬱症」或是「擴大解釋的憂鬱症」，在不使用抗憂鬱症藥物的條件下，恢復正常的速度最快。

儘管如此，美國的精神醫學界並未正視該報告，仍然持續使用抗憂鬱症藥物。

結果，美國境內被診斷為憂鬱症的患者人數，從一九五五年的三萬八千二〇〇人翻了好幾倍，來到了二〇〇八年的九百萬人。

日本彷彿不落人後似的，也製造出了超過一百萬名的憂鬱症患者。

「所謂醫療的進步」，暗藏了「疾病的定義改一下，服藥的人口多更多」的玄機，不是嗎？

7. 這六十年來，精神醫學製造出超過三百種的精神病

線上就能做的評估量表根本包藏禍心

精神科的診斷幾乎取決於醫師個人的主觀判斷，欠缺科學檢驗的根據。說的極端一點，認定為病人的過程，只有填寫評量表、病歷表。

相信最近大家應該常常聽到「發展遲緩」這個病名，按照遲緩障礙的性質，又被劃分為自閉症、亞斯伯格症候群、ADHD（注意力不足過動症）、學習障礙等

各式各樣的「病名」類型。

大多數的人對「發展遲緩」的理解，應該是發生在小孩子身上的疾病，但現在也有長大的成人被診斷為ＡＤＨＤ。

我們可以來看看以下這個例子。一位三十八歲的患者前來我處求診。起初她因為家中遭小偷入侵，受到嚴重驚嚇，精神出現極度恐懼與不安，因而到身心科就醫。醫生給她一張簡單的量表勾選，看完她填寫的內容後就說：「你應該是成人注意力不足過動症。」

然後開了ＳＳＲＩ類的 **Escitalopram**（Lexapro 立普能錠）和安眠藥佐沛眠（**Zolpidem**）給她，要她按時服用。患者驚訝不已，於是來到我的醫院。不用說，她當然沒有必要吃這些藥。

作為身心科醫師診斷依據的評估量表，實在是「包藏禍心，入人於病」的工具，讀者自己也可以試著做做看第四十八至第五十一頁的評估量表。

結果如何呢？是不是覺得有很多人會被診斷為「ＡＤＨＤ或疑似ＡＤＨＤ」？只要填了，人人有機會成為ＡＤＨＤ，我也不例外，也會被鑑定為成人ＡＤＨＤ。

孩子的情況又如何呢？我們的孩子應該通通會被診斷為「疑似過動兒」吧？

大家仔細看一看量表所列出的觀察行為，按照這種量表被貼上ＡＤＨＤ標籤的孩子們，充其量只是「一群小屁孩」罷了，不是嗎？

這一類評估量表都是從《ＤＳＭ精神疾病診斷與統計手冊（The Diagnostic and Statistical Manual of Mental Disorders，簡稱ＤＳＭ）》衍生而來。ＤＳＭ由美國精神醫學學會出版，作為評估病人狀況的診斷準則。

「ＤＳＭ」從一九五二年出版第一版至今，已經到了第五版。第一版收錄的精神疾病數量有一一二種，到了「DSM-5」增加到近五百種，短短六十年就製造出超過三百種以上的疾病。

被診斷為病就鬆了口氣，多麼令人匪夷所思的現象

不可否認，校園裡確實存在著會做出病態問題行為的患兒，但從整體來看，仍然屬於少數中的少數。再者，大人要求孩童要專注、要集中精神、要沉著穩重，不是件很奇怪的事嗎？

儘管事實如此，但老師、家長在雙手難敵四拳的情況下，早因需要處理一群孩子而筋疲力盡，剛好趁著ＡＤＨＤ這個病名問世，把孩子的行為當成問題，通通

成人自填量表 ADHD 症狀檢核

（18 歲以上適用）

請回答以下的問題，並使用本頁右側的頻率尺度「從不」、「很少」、「有時」、「常常」、「非常頻繁」去評量自己在每項行為的表現。圈選出越多個「常常」和「非常頻繁」，表示符合 ADHD 症狀的傾向越高。		從不	很少	有時	常常	非常頻繁
A 部分						
01	做任何事或執行計劃時，度過了最困難、最具挑戰的部份之後，卻在收尾時掉以輕心，導致最後階段出現問題。請問這種情況經常發生嗎？					
02	當必須從事有組織性、有規劃性的任務時，無法訂出先後順序，按部就班地去做。請問這種情況經常發生嗎？					
03	忘了與人有約或是忘了去做非做不可的事。請問這種情況經常發生嗎？					
04	面對須要費心思考的工作時，會採取逃避或是拖延的態度。請問這種情況經常發生嗎？					
05	碰到必須長時間久坐的時候，一直動來動去、坐立難安。請問這種情況經常發生嗎？					
06	好像被什麼驅動似的，閒不下來，一定要做些什麼事。請問這種情況經常發生嗎？					
B 部分						
07	當正在做枯燥乏味或困難的工作時，常粗心犯錯。請問這種情況經常發生嗎？					

08	當正在做枯燥乏味或重複性的工作時，注意力常無法集中。請問這種情況經常發生嗎？					
09	對方正在跟自己說話，卻無法專心去聽對方講話的內容。請問這種情況經常發生嗎？					
10	在家裡或是在辦公室時，經常忘記東西放在哪裡或是找不到東西。請問這種情況經常發生嗎？					
11	常常因為周遭的活動或聲音而分心。請問這種情況經常發生嗎？					
12	碰到開會等必須好好坐在位子上的場合，卻中途離開座位。請問這種情況經常發生嗎？					
13	覺得靜不下來或煩躁不安。請問這種情況經常發生嗎？					
14	雖然有時間可以喘一口氣，卻無法讓自己平靜下來或放鬆一下。請問這種情況經常發生嗎？					
15	在社交場合中，很愛講話。請問這種情況經常發生嗎？					
16	與他人交談時，對方還沒有把話講完就插嘴或岔題。請問這種情況經常發生嗎？					
17	遇到需要排隊的時候，很難有耐心排隊等待。請問這種情況經常發生嗎？					
18	看到別人忙的不可開交時，也會去打斷他。請問這種情況經常發生嗎？					

兒童 ADHD 症狀評估量表

（18 歲以下適用）

請回答以下的問題，並使用本頁右側的四點量表「從未做到」、「很少做到」、「經常做到」以及「完全做到」去評量兒童在每項行為的表現。圈選出越多個「從未做到」、「很少做到」，表示符合 ADHD 症狀的傾向越高。		從未做到	很少做到	經常做到	完全做到
早晨／上學前					
01	孩子不會賴床，可以迅速地起床？				
02	孩子可以迅速地刷牙、洗臉、換衣服等，做好日常自理的工作？				
03	孩子吃早餐時的動作等，與同年齡的小朋友相仿？				
04	孩子在上學前這段時間，不會跟大人爭論，也不會和兄弟姊妹吵架？				
在學校					
05	孩子喜歡上學？				
06	孩子在課堂上的表現與其他小朋友差不多？				
07	孩子在學校有可以接受他的朋友？				
放學後					
08	孩子會把在學校發生的事告訴大人？				
09	孩子有同齡的朋友？				
10	孩子有自信且願意和同齡的朋友一起參加運動等課外活動？				

傍晚						
11	孩子在家可以毫無問題地完成學校作業？					
12	父母回家後，孩子不會跟父母發生爭吵？					
13	親子可以在晚餐時間好好地對談聊天？					
14	父母可以放心地跟孩子一起行動（例如外出、購物等）？					
晚上						
15	青春期的孩子（12 歲以上）：孩子在晚間時段能夠和同齡的朋友一起從事遊戲、讀書、補習、才藝學習、運動等活動。					
16	兒童期的孩子（未滿 12 歲）：孩子在晚間時段能夠聽從父母的指示，例如睡前讀書給父母聽？					
17	孩子可以毫無問題地上床睡覺？					
18	孩子可以一覺到天亮，不會半夜醒來？					
19	孩子具有能被社會接受的自信（在朋友的心中佔有一席之地等）、情緒穩定？					
20	孩子通常能夠不反抗、不爭辯、有條理地過生活？					

◎後藤太郎：兒童生活機能評估工具「孩子的日常生活檢核量表 QCD」的臨床應用

帶去醫院丟給醫生處理。

結果竟出現了「被診斷為ＡＤＨＤ或發展遲緩」就覺得安心的怪異現象，說穿了，這裡頭隱藏了逃避責任的一面。

被稱為「ＡＤＨＤ之父」，一手催生注意力不足過動症診斷準則的美國精神醫學家里昂・埃森伯格於二〇〇九年去世前七個月，接受德國《Der Spiege》雜誌專訪時就坦承：「ＡＤＨＤ是一個最典型的虛構性疾病。」

看到這裡，相信讀者們應該都已經了解了為什麼會突然迸出ＡＤＨＤ這個疾病？還有成人世界的精神疾病，例如適應不良症候群、廣泛性焦慮症、情緒障礙、恐慌症等等病名，一個接一個出現的原因了。

靠藥物買不到「安心」

我們在精神疾病上看到的「造病法則」，還可以在其他疾病上看到。

骨質疏鬆症就是非常顯而易見的一個例子。一九九〇年代，針對骨質流失研發出來的藥物問世，一向默默無聞的骨質疏鬆症就這樣突然一夕爆紅，成了媒體寵兒。骨質疏鬆症雖然是一個存在已久的病名，但一直被視為一種老化的自然現象，可是，媒體卻拿來大做文章，把它當成嚴重的疾病來看待。

當然，骨質疏鬆症會衍生很多問題，譬如說患者容易骨折，因而導致不良於行，嚴重破壞生活品質等等。所以，骨質疏鬆症不可輕忽，但骨質疏鬆症患者因此就絕對需要服藥嗎？運動和營養才是最重要的治療方式，不是嗎？為什麼媒體、專家都不說呢？

一九九六年，治療骨質疏鬆症的藥物在日本正式上市，自此以後患者人數一路攀升，據說現在已經超過一千萬人了。無論是對醫療界或是製藥界來說，這是一塊蘊含巨額商業利益的大餅。

多多宣傳疾病，患者人數增加，醫療界自然雨露均霑。

不只是精神疾病，很多新的疾病都是在這套模式操作下蓬勃發展。

現在，我們所處的醫療環境是一個只要身心稍微有點不適，就會被安上病名，變成病患，然後針對該疾病的藥物都已經備妥的時代。患者只要知道自己生病了，有了病名、拿了藥以後，就感到安心。

可是，原本不是應該知道自己沒生病，才會放下心中的石頭嗎？怎麼會變成有病反而安心呢？這不是本末倒置嗎？

「這應該是什麼病，不過，沒關係，現在已經有藥可以醫了。」讀者自己也要多注意，千萬不要隨著這種宣傳廣告起舞。

8. 投藥數量增加，引起副作用的機率必然增加

副作用才是如假包換的真疾病

包含市售的成藥在內，現代所謂的「西藥」，基本上都是由化學物質合成，可以說是「沒有副作用的藥就不是藥」。

換句話說，為了治療某種不適的藥物，或多或少都會對人體造成傷害。

尤其是冠上「抗○○藥」、「○○拮抗劑」、「○○阻斷劑」、「○○抑制劑」等名稱的藥物，副作用更是明顯。這些藥物的作用是使體內部份的酵素和神經傳導物質等被阻斷或被抑制，以中止症狀，達到檢查數值下降的目的。

當身體出現異常時，人體的自癒系統就會展開修復工作，在這康復過程中就會

出現某些症狀。這是人體為了恢復健康所演化而來的一套機制。如果使用藥物強迫自癒系統停止，干擾它的運作，只會讓自癒力變成「軟腳蝦」。

有些藥物具有「選擇性」的特點，會針對危害身體的物質做攻擊。不過，實際上並不會這麼如人意。人體是從一個細胞開始反覆分裂組成的，藥被吃下肚以後，大量的化學物質隨即被腸胃吸收，同時被送到身體各部位。結果，藥在殺傷有害物質的同時，也對正常的組織細胞也產生不同程度的損害作用。

譬如降血壓的口服藥，服用之後，也會攻擊與血壓無關的其他臟器。

藥物一定附有使用說明書，鉅細靡遺地記載各種大大小小的副作用，這是因為藥物確實存在著引起副作用的可能性，而且有些副作用連藥廠、醫師、藥劑師都想不到。

身體的不適若因為服藥而獲得改善的話，無論是誰都會開開心心地喊：「有效！」如果從暫時解除痛苦的角度來看，當然有最好吃一下、吃了比較好的藥物。

我原本就沒有全盤否定藥物的想法，只是想提醒讀者，藥吃多了可能飽受副作用之苦，吃越久副作用出現的機率就越高，不得不審慎再審慎。

藥越吃越多，身體卻越來越差

「多重用藥」也是另一個嚴重的問題。同時使用好幾種藥物的多重用藥，特別容易出現在老年人的身上，很多老年人平均使用多達十種以上的藥物。厚生勞動省好不容易正視這個問題，並且發出嚴重警告，可是，醫療現場卻仍是依然故我。

最近不久，我才看到一件令我驚駭不已的事。這是發生在二〇一七年的實例，一位醫師開給一位七十七歲女性患者的藥物品項，包含注射藥劑在內，竟然有二十四種處方藥。這位醫師究竟開了什麼藥給一個人服用？在此列出供大家參考。

【心血管疾病用藥十種】

安脈抵平錠（Amlodipine）五毫克；康你爾膜衣錠（Coniel）兩毫克；合必爽錠（Herbesser）一〇〇毫克；倍必康平錠（Telmisartan）四〇毫克；Cardenalin 零・五毫克；脈得保膜衣錠（Aldomet）二五〇毫克；服爾伊得安錠（Fluitran）一毫克；喜革脈錠（Sigmart）五毫克；阿斯匹靈（Aspirin）一〇〇毫克；心臟疾患治

療貼（Frandol tape）四〇毫克。

【新陳代謝系統用藥六種】

佳糖維膜衣錠（Januvia）二五毫克；Zetia（新一類的降血酯藥）一〇毫克；冠酯妥膜衣錠（Rosuvastatin）五毫克；Epadel S 900；福避痛膜衣錠（Feburic）一〇毫克；諾胰得諾特筆（Ryzodeg flextouch）（注射用）。

【消化道用藥三種】

耐適恩錠（Nexium）二〇毫克；施維舒膠囊（Selbex）五〇毫克；加斯清錠（Gasmotin）五毫克。

【精神科用藥兩種】

酣樂欣錠（Halcion）〇・二五毫克；Depas〇・五毫克。

【其他類三種】

血絡泌膜衣錠（Ferromia）五〇毫克；安雅明顆粒（Argamate）五・六公克；紅

血球生成素注射液（Erythropoietin）。

要一個人同時使用二十四種藥，任何人看了都會毫不猶豫地說這是過度用藥。這位女性患者也沒有遵照醫囑把藥吃光光，取而代之的是自行決定哪顆藥要吃、哪顆藥不吃。

血壓高就給降血壓藥，膽固醇高就開膽固醇的藥，抱怨腰痛加一顆止痛藥，抱怨頻尿立刻再補上泌尿科的藥。因為吃太多藥，引起胃痛，那就加開胃藥。這樣的給藥方式在我們的醫療現場，可說是稀鬆平常。

多重用藥是醫療細分化的弊端

現在，醫學越分越細，內科、外科、整形外科、泌尿科等專科又分出次專科。分科的細化確實為醫學、醫療帶來了長足的進步，但另一方面，隨著醫學的細分化，市場上的藥物種類也越來越多。

前面舉的例子當然屬於極端現象，不過，老年人可能因為多重疾病同時要看好幾科的門診。每一位專科醫師並沒有大開特開處方藥的想法，但內科開了四種藥，整形外科開了兩種，泌尿科也開了兩種，再加上眼科開的兩種，結果，患者的用藥品項就高達了十種。

真正的主治醫師需要具備足夠的知識、經驗以及權限，能以整合的思維就患者的病史和病歷做出效果最佳的藥物調整，幫助患者恢復健康。只是，目前的醫療界還未出現這樣的主治醫師。

服藥的種類越多，就越有可能引起藥品間的交互作用，副作用發生的機率就越高，這是不言可喻的道理。

患者吃了別的醫生開的藥，出現不良反應後，主治醫生沒有即時發現，誤以為「藥物副作用」是新症狀，結果又開了新的藥。諸如此類的狀況經常出現在我們的醫療現場。

多重用藥還有更令人困擾的一點，那就是很多種藥物一起進入人體以後，會造成什麼傷害，沒有人知道。

以《醫師守則四二五》知名的美國醫學博士 Clifton K. Meador，在他這本集結了身為醫師應該知道的醫療規則及格言的著作裡，寫下了這樣的內容。

「截至目前為止，尚未針對服用四種以上藥物的患者，進行比較對照組的實驗。針對服用三種藥物的患者，有進行過實驗，但數量極少。若患者同時使用超過四種以上的藥物，目前仍屬於超越醫學知識的領域。」

由此可知，正在服用很多種藥物的人，實與花大錢買藥，然後去挑戰極其危險的人體實驗無異，猶如以身試藥的白老鼠。

吃很多藥，尤其是吃四、五種以上的藥，實際上就是在進行「用A藥阻斷某物質，用B藥抑制某酵素，再用C藥拮抗細胞的某機能，然後以D藥阻斷其他酵素，最後身體會發生什麼事」的人體實驗。

有些時候、有些情況確實有非吃不可的藥。要提醒的是，上面提到的實驗攸關「性命問題」，讀者應有所了解。

衷心希望正在大量服用藥物的讀者，在看完第二章以後，能和主治醫師談一談，重新檢討減藥、停藥的可行性。

第2章

是人吃藥，還是藥吃人？

——大有問題的藥物副作用

1. 抗生素是緊要關頭才拿出來的王牌

抗生素的確是「仙丹妙藥」，不過……

抗生素是現代醫學握在手上的「仙丹妙藥」之一，它能夠有效抑制細菌合成細胞膜和蛋白質，干擾細菌生成，並且直接消滅細菌，讓細菌感染得到藥到菌除的治療效果。

抗生素的投藥途徑十分多元，可以口服，可以外用，可以透過點滴或吸入攝入，也可以作成滴劑點眼睛、滴鼻腔，幾乎身體的每一個部位都派得上用場。在醫療的最前線，抗生素絕對有它的價值存在，它對挽救人命的貢獻更是有目共睹。

即便是筆者也不例外，在面對肺炎感染嚴重威脅患者性命等關鍵時刻，也會及時使用抗生素，藉抗生素的魔法治療患者。

不過，抗生素的「魔法」漸漸失效也是事實，日益崛起的「超級細菌」步步進逼人類的健康。

這裡所說的「超級細菌」，指的是細菌具有多重抗生素的抗藥性，也就是抗生素殺不死的細菌。MRSA（抗藥性金黃色葡萄球菌）、VRE（萬古黴素抗藥性腸球菌）等都是惡名昭彰的超級細菌。我們常可以看到新聞報導某醫院爆MRSA或VRE感染，造成多人死亡，大家應該對它們耳熟能詳。

之所以會出現「超級細菌」，原因之一就是「濫用抗生素」。以最著名的抗生素——盤尼西林來說，自一九四〇年起開始被廣泛使用，此後十年在不當使用下，把細菌訓練得更加具有抗藥性，它們藉由基因突變產生了對抗抗生素的變種細菌，也就是「超級細菌」。

現在一般使用的抗生素，稱之為廣效性抗生素，跟只能殺死某些特定細菌的抗生素不一樣，譬如盤尼西林只能對葡萄球菌起作用，但廣效性抗生素更新、更好用，能同時對付多種細菌。

說的極端一點，管它是哪種細菌感染，不需要經過詳細的檢查，只要投予廣效性抗生素，就能夠收到一定的效果。結果，在開立抗生素處方時不再嚴謹，使濫用的情況更加惡化。

再者，不少人都有抗生素情結，視抗生素治療為神話，感冒也吃抗生素，一點點小外傷也用抗生素，抗生素就這樣被大量、不當的使用。要知道感冒是病毒感染，而抗生素主要是針對細菌感染，不是細菌所造成的感染無法藉由它來治療，偏偏就有一些患者主動要求醫生開抗生素。

抗生素絕對不是不好的藥物，不當使用抗生素才會變成未蒙其利反受其害。抗生素只有在需要使用時才使用，例如明顯是細菌引起的感染；其次是投藥期間要適當，通常是二、三天，最長不超過七天。這是身為醫者所需具備的常識。

抗生素會破壞腸道內菌叢的平衡

使用抗生素最常發生的副作用，首推腹瀉。人體內住滿了無比巨量的微生物，廣效性抗生素進入體內殺菌時不會看身分，無論好菌、壞菌都無差別地全部被消滅。當然，重要的「腸道內菌叢」也會受到波及。

腸道內菌叢又稱為「腸道內微生物群」，是近幾年來備受關注的健康議題。人們越來越清楚這些微生物具有抵禦感染、預防過敏、促進維生素B、K的合成等功用。

比菲德氏菌、乳酸菌是腸道內益菌的代表，而比較為人所知的腸道內壞菌則有大腸桿菌、金黃色葡萄球菌等。雖然叫做壞菌，但也不是完全一無是處，人體在合成維生素時，就需要靠它們協同作用。

對腸道內菌叢來說，最重要的是保持恆定的狀態，而腸道細菌學的世界級權威光岡知足博士告訴我們，抗生素會破壞腸道內的菌叢平衡。

假設有人每個月感冒，每個月都吃抗生素治療。因為每個月吃抗生素，使得腸道內的菌叢平衡遭到破壞，免疫力因而變得越來越差，人也變得容易感冒。那麼，實際上害他生病的兇手究竟是病毒還是抗生素呢？

濫用抗生素會使體內黴菌增加

不當使用抗生素還會造成另外一個嚴重的問題，那就是導致體內黴菌增生。抗生素殺不了病毒，也殺不了黴菌（真菌類），因此，抗生素對耳念珠菌（Candida auris）、麴菌（Aspergillus）和白癬菌等黴菌（真菌類）毫無效果。

一般健康族群的體內也有黴菌，但很少出現感染，這是因為黴菌受到自體免疫力和腸道內菌叢的抑制，無法大量繁殖，使得體內得以保持平衡的緣故。患者如果使用抗生素的話，抗生素不只殺死某一類的細菌，同時也殺死其他腸道內的細菌，無論好菌、壞菌，或者是繼生在腸道以外的皮膚上、黏膜上的細菌，通通都遭殃。如此一來，黴菌（真菌類）的天敵突然消失，腸道菌叢嚴重失衡，有利於黴菌（真菌類）生長，當然趁機繁殖，大舉入侵。

曾經聽過一位女性朋友說：「常常服用抗生素的人，一定會出現耳念珠菌感染。」道理便在於此。

耳念珠菌病不只存在於陰道內，它也同時和其他菌類共生於胃腸等消化道內。菌叢平衡時並不會發病，但只要服用抗生素，耳念珠菌就會開始在胃腸內繁殖，腸道內的真菌增加與過敏性疾病和免疫力低下有關，進而引起其他疾病的機率就上升了。

澳洲的《抗生素治療指南二〇一〇》第十四版開宗明義就說：「大部分的病毒感染和輕度細菌感染，都能夠自然痊癒，因此，不需要使用抗生素。」

這句話說的一點也沒錯，人類與生便具有自癒力這個最強大的防禦機構，請相信自癒力就是最好的醫生，同時還要謹記在心。

抗生素是不到「最後的緊要關頭」不拿出來的王牌，唯有如此才能突圍成功。如果一天到晚使用王牌的話，也就失去效用，王牌也就不再是王牌了。

2. 大部分的人可以不必吃膽固醇藥

膽固醇藥物的恐怖副作用

我們在前面已經說過，膽固醇是人體內必要不可或缺的物質。膽固醇本身並沒有好、壞之分。除了極少數體質特殊的人及特殊疾病患者以外，絕大多數的人都不需要吃膽固醇藥物。

最具代表性的降膽固醇藥物（降血脂藥）是被稱為史他汀類（Statins）藥物的美百樂鎮錠（Prarastatin）以及辛伐他汀片（Simvastatin）等。肝臟會分泌 HMG-CoA 還原酶，HMG-CoA 還原酶正是製造膽固醇的關鍵酵素，抑制它的作用，就能減少膽固醇的合成，進而降低膽固醇值。

這一類降膽固醇藥物最常見的副作用有橫紋肌溶解症、肌肉疼痛、肝臟損害等。所謂的橫紋肌溶解症，就是指急性的肌肉壞死。

史他汀類藥物引起橫紋肌溶解症的機轉尚未完全明瞭，可能與藥物抑制 HMG-CoA 還原酶，進而抑制膽固醇合成，導致肝臟將脂肪轉換成酮體能量的途徑被阻斷，影響細胞能量的利用，造成肌肉細胞凋亡有關。

除了肌肉病變以外，還有更嚴重的問題。膽固醇是構成細胞膜的重要成分，降低膽固醇的合成可能導致肝細胞的細胞膜變弱破損，致發生肝臟損傷。

根據英國醫藥署的資料，降膽固醇藥物的使用也與癌症和憂鬱症的增加有關。腦神經細胞含有大量的膽固醇，如果膽固醇含量下降，因而引起腦神經細胞發生變異，產生精神相關疾病。

至於致癌的副作用，若從幾乎是所有的細胞都有細胞膜這一點來看，細胞膜長期處於破損、異常的狀態，最後引起細胞癌化終致癌變，可是一點兒也不奇怪。

史他汀類藥物對荷爾蒙的不量影響也不容小覷。

人體內的膽固醇含量一旦減少，雌激素、雄激素、腎上腺皮質醇等重要荷爾蒙的數量也會跟著減少。

維持健康、活力與年輕的泉源就此枯竭

史他汀類藥物是更年期以後的婦女廣泛使用的降膽固醇藥物。女性進入更年期以後，荷爾蒙的分泌逐漸減少，若再加上降膽固醇藥物推波助瀾的話，只會加倍

抑制荷爾蒙的生成。

說到腎上腺皮質醇，它有說不完的功能，包括消除疲勞、促進糖化皮質素分泌、調節促腎上腺皮質素等，是提供生存所必需的活力及元氣的荷爾蒙。人體終其一生都需要腎上腺皮質醇，一旦膽固醇含量減少，就無法合成足夠的腎上腺皮質醇，將加速老化。

不僅如此，史他汀類藥物還有一個很大的問題。輔酶Q_{10}（Coenzyme Q_{10}）在保養品界及保健食品界非常有名氣，相信大家都聽過。肝臟會合成膽固醇，也會合成輔酶Q_{10}，服用史他汀類藥物以後，切斷了膽固醇合成的途徑，同樣的，也切斷了輔酶Q_{10}合成的途徑。

因此，服用史他汀類藥物，降低的不只是膽固醇，同時也大幅降低輔酶Q_{10}的數量。

輔酶Q_{10}與細胞內的粒線體進行能量轉換有關。除此之外，輔酶Q_{10}還具有清除自由基、提高免疫力、加強心臟機能、降血壓以及促進維生素E再生等功能。

總而言之，輔酶Q_{10}是「維持健康、活力與年輕的泉源」。如果降低膽固醇值，也必須連活力、青春的泉源一起降低、消失的話，那麼還要降膽固醇值嗎？

靠藥物降膽固醇，結果反而增加疾病

筆者接下來想介紹一篇發人深省的研究報告。該報告為二〇〇二年發表的「J-LIT研究」，該研究由製藥公司企劃，受試對象皆使用該公司製造的藥品，調查膽固醇值下降和死亡風險之間的關係。

研究針對全國四萬一千八〇〇位總膽固醇值超過二二〇的高膽固醇患者進行調查。他們的總膽固醇平均值為二七〇，遠遠超過標準值，分別由六五〇〇位醫師透過一般門診長達六年檢測及追蹤他們的膽固醇值及死亡率。這是一項規模相當大的臨床試驗。

結果發現，死亡率最低者是總膽固醇值在二四〇至二五九的族群，而接受藥物治療，總膽固醇下降到低於一六〇的族群，其死亡率竟然是前者的三倍以上。下一頁的圖表可以讓我們一目瞭然。

除此之外，NIPPON研究等報告也指出，在未服用藥物的條件下，比較總膽固醇值低於一六〇的族群與總膽固醇值偏高的族群，對死亡率的影響，前者的死亡率比後者高出一．三～一．五倍，膽固醇偏高反較長壽，用藥降低膽固醇反而危險，不是嗎？

總膽固醇值及死因（J-LIT）

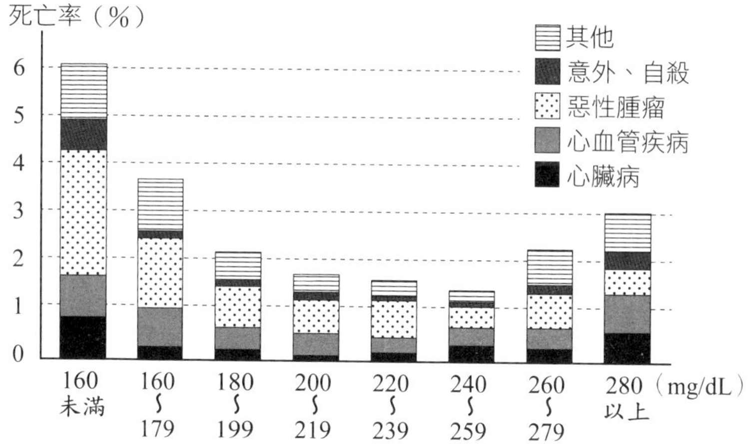

出處：大櫛陽一「膽固醇和三酸甘油酯不用藥」（祥傳社）
J-LIT（Japan Lipid Intervention Trial）大規模臨床試驗

再來看上圖的死因統計。

「透過投藥降低總膽固醇者，數值降得越低，癌症相關（惡性腫瘤）的死亡率則越高，而且這項關聯性一六〇以下更明顯。」

「同樣的，一般認為使用降膽固醇藥物能減少肌梗塞等心血管疾病事件，但總膽固醇值在一六〇以下族群，其心血管疾病的發生率是發生率最低族群的六倍。」

以上這些數據，簡單的說，都在證實「用藥物降膽固醇，反而造成疾病增加的結果。」

看到這裡，你還想吃降膽固醇藥嗎？

希望讀者們都要有「高一點也無所謂」的心理建設。服用膽固醇藥物並不會成癮，絕大多數的人停止服用後，也不會出現戒斷症狀。停藥後檢測出來的膽固醇值一定會上升，不過，如果了解膽固醇對人體的重要性的話，就不會擔心了。每當筆者為患者做停藥、減藥指導時，最希望患者不要再吃的藥，非膽固醇藥莫屬。

3. 隱藏著讓骨骼變脆弱風險的骨質疏鬆症藥物

沒有被回收再利用的老舊骨頭

雙磷酸鹽藥物（Bisphosphonate）是目前治療骨質疏鬆症的主流用藥。

自從一九九六年被視為「奇蹟之藥」的福善美（Alendronate）首度問世後，針對骨質疏鬆症所研發的藥物可說是百家爭鳴，不一而足。現在還發展出只要一個月打一次的針劑（靜脈注射），例如骨維壯（Ibandronate）等，新藥一個接一個登場，治骨鬆變得真輕鬆。

再加上市場推出簡單操作就能測出骨質密度的機器，使得許多民眾走進整形外科或內科診所就可以接受治療。

不過，這些藥物真的可以輕鬆治骨鬆嗎？

骨骼的主要成分為磷酸鈣，想要維持強健的骨骼，一定要攝取充足的鈣、磷和維生素D。我們的骨頭本來就會進行新陳代謝，就像其他細胞一樣。骨頭的破骨細胞會先溶蝕老化或損壞的骨頭，進行骨質吸收，再由造骨細胞合成新的骨頭。

雙磷酸鹽藥物的機轉，實際上是在抑制骨骼的溶蝕作用，也就是說這一類藥物是以破骨細胞為標的，旨在誘發破骨細胞死亡。對骨質疏鬆症的治療來說，負責回收處理老舊骨頭的破骨細胞，被視為「頭號敵人」。

我們來看看破骨細胞的作用被抑制了以後，會發生什麼事？由於造骨細胞仍會合成新的骨頭，因此有機會提高骨質密度，但是，老舊骨頭的骨質並沒有被回收再利用，這樣反而讓新生的骨骼變脆弱，甚至發生骨折。

這種狀況就好比房子要翻新重建的時候，沒有先破壞原本的老舊建築，也沒先整理一下斷壁殘垣，就直接把新房子蓋在舊房子上，試問這種方式蓋出來的房子強度夠嗎？

攤開骨質疏鬆症藥物的說明書，上頭一定會記載副作用「股骨（大腿骨）骨幹非典型骨折」，這就是證據。

一般說來，跌倒等事故所造成骨折，大多發生在比較細的骨頭，例如股骨頸骨折等，可是，使用骨質疏鬆症藥物的人卻是從大腿骨的正中央折斷。

除此之外，下顎骨斷裂骨折的「顎骨壞死」，也是骨質疏鬆症藥物另一個令人擔憂的副作用。看牙醫的時候，可能會被詢問：「有服用骨質疏鬆症的藥嗎？」就是因為曾經發生過服用骨鬆藥的患者，因拔牙等刺激，在拔牙後引發下顎骨壞死的病例。

致癌的風險

骨質疏鬆症藥物可能引起的其他副作用還有因免疫力低下，致癌症和感染症的發生率提高。原因何在呢？這是因為破骨細胞本身也是一種巨噬細胞。

巨噬細胞是人體內擔任免疫重責的重要細胞，當遇到入侵者時，它會伸出絲狀般的觸手捕捉細菌等異物，並且吞噬。巨噬細胞存在於人體內的各個部位，不同部位的巨噬細胞有不同的名稱和形狀，例如，大腦內的巨噬細胞叫做神經膠質細胞（Glial Cell），位在肝臟中的巨噬細胞叫做庫佛氏細胞（Kupffer Cell，又稱為肝巨噬細胞）。

雙磷酸鹽抑制了破骨細胞的功能，也等於阻止了巨噬細胞的作用。事實上，北美和歐洲曾有研究報告指出：「使用雙磷酸鹽五年以上者，發生食道癌的風險為兩倍。」

再談到感染症，注射型雙磷酸鹽藥物保骼麗（Denosumab）被指出使用之後，會出現嚴重皮膚感染及其他感染，如中耳炎、尿道感染、心肌炎等。

不僅是骨骼細胞，人體所有的細胞都能自然、精確地相互保持平衡，而且共同協合運作。在藥物作用下，這個平衡狀態被破壞，人當然會生病。

或許有些很特殊的疾病確實需要用到雙磷酸鹽藥物，但就我來看，大多數的人都不需要吃這種藥。

要使骨骼健壯，就要像以前口耳相傳的常曬太陽、多做運動，給骨骼適當的負荷。其次就是要從飲食中攝取豐富的維生素D、鈣質和矽素等礦物質。

要提醒大家的是，已知牛奶會導致骨骼中的鈣質流失，增加骨折的風險，因此不建議飲用，最好多多攝取小魚干、蝦子和富含矽素的蔬果。

長期服用骨質疏鬆症藥物的人，突然停藥不吃，身體也不會出現什麼問題。

不想臥床的方法，不應該是靠藥物，而是要靠運動和營養。

「骨骼如果脆弱，就容易骨折，造成長期臥床。想要擁有強健的骨骼，你需要骨鬆藥。」這就是骨質疏鬆症藥物的廣告用語，大抵脫不了這些台詞範圍，相信你應該也已經聽過了。

4. 消化道潰瘍治療藥物以不長期服用為原則

被診斷為十二指腸潰瘍、胃潰瘍、胃炎、逆流性食道炎等疾病的患者，很多人都長期服用以下兩種藥物中的一種。

一種是以悠胃樂腸溶微粒膠囊（Omeprazole）、百抑潰膜衣錠（Rabeprazole）為代表的「質子幫浦抑制劑」，另一種則是以蓋舒泰口內崩散錠（Famotidine）、樂胃聖長效膠囊（Roxatidine）為主的「組織胺第二型受體阻斷劑」。

這兩種藥物的作用，無論哪一種都是為了抑制胃酸的分泌，而人體在消化食物時，需要胃酸輔助。

二〇一七年七月，美國消化道疾病學會發表了極具衝擊性的報告：「有數個研究結果顯示，長期使用質子幫浦抑制劑，會增加失智的風險，並提高死亡率。」醫界和製藥界大概拚命滅火了吧，所以，我們在電視、新聞上才看不到相關的報導。

人類的胃壁細胞會分泌胃酸，胃酸是一種強酸，可以幫助人體分解食物。胃部和十二指腸還有另外一種細胞專門分泌保護液，形成屏障，使「自身」免於受到胃酸的傷害。當這種保護機制因為承受壓力或受到幽門桿菌感染無法有效發揮，胃酸得不到制衡時，胃部和十二指腸的黏膜就會受傷，出現消化道潰瘍疾病。

從潰瘍的原因來看，利用藥物直接減少胃酸分泌是有意義的治療行為，而且，這些制酸藥物都能發揮即效性。筆者個人也認為在症狀得到改善之前，應該服用制酸藥物。

所以，服用這些制酸藥物不是問題，問題會出在長期服用。

胃酸的主要功用是分解、軟化食物，以便身體消化吸收。胃酸的強酸環境也能殺死被我們吃進體內的細菌。如果長期抑制胃酸分泌，造成胃酸不足，不但給細菌大舉入侵的機會，而且會嚴重影響胃部的消化功能，引發消化不良，使得維生素、礦物質等營養素難以被吸收，甚至導致營養不良。

質子幫浦抑制劑長期使用的副作用還有肝功能受損、腎發炎、視力減退、橫紋肌溶解、精神錯亂、貧血以及血小板減少症等。這次美國醫學會更指出，將增加失智及提高死亡率的可能性。組織胺第二型受體阻斷劑則會引起嗜中性白血球低下症、紋肌溶解、意識障礙、痙攣、腎發炎等多種副作用。

我們的體內除了胃部以外，全身上下所有的細胞可能都有質子幫浦或第二型受體的存在，只是數量多或寡的問題而已，像腦部等部位當然也不例外。

使用上述這些制酸藥物越久，副作用就越容易出現的道理，不用多說大家也都明白。經過藥物治療症狀穩定下來之後，改用中藥方，同時加上飲食療法，應該是比較好的選擇。現在有一些中藥方，例如六君子湯、半夏瀉心湯、安中散等也列入了日本的健保給付的範圍。其實，小蘇打也有效果。

說到胃液逆流、逆流性食道炎的飲食療法，只要針對肇因因素——糖質加以管控，就可以收到不錯的效果。

接下來，我想向讀者們介紹以下這麼一個臨床病例。

病例一　胃腸狀況不好，頻頻打嗝、不停放屁

【患　　者】二十七歲女性

【來院原由】十年前開始反覆出現腹脹、頻繁打嗝、經常放屁的現象，而且常常胃痛，因為飽受困擾而就醫。被診斷為功能性消化不良、大腸激躁症，接受過很多藥物治療，症狀卻沒有獲得改善。

【使用藥物】泰克胃通口溶錠（Lansoprazole）十五毫克；加斯清（Mosapride）五毫克；Chiwan（Tiquodium bromide）一〇毫克；治潰淨錠（Cimetidine）四〇毫克。

醫生開給這位患者的藥，不是制酸劑，就是消脹氣的藥物。患者服用之後，排氣症狀確實得到了緩解，但打嗝的現象並沒有改善。此外，患者還有經痛以及經前嚴重水腫的困擾。

患者第一次來院門診，我判斷「本人是因為壓力導致胃腸功能異常」，於是以中醫藥的柴胡桂枝乾姜湯五克（紓緩壓力）配上茯苓飲合半夏厚卜湯五克（紓緩壓力、減少打嗝）治療，其他的胃腸藥物全部停用，同時給與調整糖質的飲食指導。

經過十天的治療，患者打嗝的頻率降低了一半。

患者的血液常規檢查，血色素（Hb）濃度雖然顯示正常，但鐵蛋白值（Ferritin，存在於肝臟、脾臟、小腸黏膜等部位的鐵蛋白質）在四以下，代表鐵離子不足，確定為缺鐵性貧血，於是開立紅血素鐵營養補充品，請她依指示服用。

經過一個月以後回診，患者的胃腸機能已經恢復了大半，我開始為她進行以紓壓為目的的心理治療，並加上氣功指導。本人的經期仍然紊亂不順，月經來潮前情緒起伏也比較大，我請她改用布質衛生棉，大約半年左右，月經困擾也獲得了很大的改善。

很多深受功能性消化不良和腸躁症困擾的人，都有心理方面的煩惱，致使自律神經失調因而引發不適。西醫藥只能對胃腸起作用，療效無法擴及到心理層面。如果因此開立精神科藥物的話，合理恰當嗎？不會太過危險嗎？

從這一點來看，使用中醫藥，對胃腸和心理都能收到一定的效果。施以中醫藥以後，再視個人的意願，輔以腸心治療的心理治療、音樂心理療法以及氣功等。

所謂的缺鐵性貧血，指的是血色素雖然在正常值範圍內，但鐵蛋白值卻在標準值以下的狀態。由於體內的鐵質儲存量不夠，導致貧血發生。身體如果缺鐵，不僅腸胃會出問題，全身上下都會受到影響，也容易精神不濟、情緒波動。女性有很多健康問題都是由缺鐵所誘發的結果，一定要特別注意補充鐵質。

健保給付的鐵劑會直接刺激胃腸道黏膜，為了減少腸胃道的副作用，我選用紅血素鐵營養補充品。

順帶一提，對化學物質敏感的女性來說，布質衛生棉是她們的生活必需品。經過這一連串的治療，這位患者的經痛程度減輕很多，經期的出血量也大幅減少，對缺鐵性貧血來說是一項好事。

5. 吃了解熱鎮痛劑，病程拖更久

血液循環不良才是引發疼痛的原因

解熱鎮痛劑就是我們一般常說的「止痛藥」和「退燒藥」。解熱鎮痛劑的種類很多，使用上也非常普遍，相信絕大多數的人都有服用的經驗。

我也經常開解熱鎮痛劑來治療。電視上更常出現這一類藥物的廣告，民眾容易購買，也習慣吃解熱鎮痛劑來緩解症狀。

解熱鎮痛劑的問題就在於習慣性服用。實際上，它會引起很多不良反應。世界知名的免疫學專家、新潟大學研究所齒科綜合研究科教授（也是該大學名譽教授）安保徹醫師，對於解熱鎮痛劑的弊害，作了以下的敘述。

「前列腺素是存在於人體內一種具有多種生理作用的物質，它能夠一、擴張血管；二、刺激痛覺神經，引發疼痛；三、誘發發燒等等。解熱鎮痛劑的原理，就是抑制前列腺素的活性。

疼痛的原因是血液循環不良，然而解熱鎮痛劑卻是會抑制前列腺素的分泌的藥物，血管因此產生收縮，血液循環只會變得更差。

解熱鎮痛劑會麻痺痛覺神經，可以收暫時止痛之效，但是疼痛的根本原因——血液循環不良並沒有獲得改善。患者覺得不痛了就停止服用，前列腺素得以重新恢復活性，血管因而擴張，導致疼痛去而復返。藥物和疼痛變成了翻來覆去的手背手心遊戲，想停止服用解熱鎮痛劑相當困難。

想要確實治好疾病，前列腺素引起的疼痛和發燒等不適症狀，代表人體正在啟動自癒機制，如果使用解熱鎮痛劑退燒、止痛，使得前列腺素遭到抑制，雖然可以免去不適感，但同時也停止了自體的自癒反應。

前列腺素同時具有抑制腎上腺素分泌的作用。服用解熱鎮痛劑之後，受到抑制的前列腺素不足以制約腎上腺素的分泌，大量分泌的腎上腺素會造成嗜中性白血球的活化，釋放出大量的自由基，攻擊人體組織，因而引起其他的新症狀。」（摘自《停藥才能治好病》安保徹著　牧野出版）

我對於上述的警告，深表同感。

解熱鎮痛劑也會引起危及生命的重症

解熱鎮痛劑還會引發一些攸關性命的副作用。其中一個就是毒性表皮壞死溶解症。某些特殊體質的人服用解熱鎮痛劑後的數日或數週，會出現高燒、眼睛充血、黏膜起水泡等情形，最後變得全身皮膚潰爛有如全身燙傷一般，是一種嚴重的病症。除了解熱鎮痛劑以外，抗生素等也是容易引起這一種副作用的藥物。

市售的成藥也曾經發生過出現毒性表皮壞死溶解症的案例。一般人很難想像得到「上禮拜只是吃了家裡常備的感冒藥，這禮拜竟變成性命垂危」。根據厚生勞動省的報告，二〇〇五年十月至二〇〇九年七月不到四年的時間，就發生了二三七〇件毒性表皮壞死溶解症，這個副作用絕對不可輕忽。

解熱鎮痛劑還有另一個可怕的副作用，那就是雷氏症候群（Reye's Syndrome）。這個副作用大部分發生在兒童，致死率高達三〇％。

雷氏症候群的特徵是發病之初，只是類似感冒、流行性感冒、水痘的症狀，但患者卻在很短的時間內惡化成腦部病變，甚至死亡。發病的原因一開始並不清楚，後來經過研究顯示，「此症與用來退燒的阿斯匹靈有強烈的相關」。使用阿斯匹靈，發病的風險瞬間提高二十五倍。會引發雷氏症候群的藥物，當然不是只有阿斯匹靈而已，其他的解熱鎮痛劑也有相同的潛在風險。

美國和英國的醫師都知道這個事實，而且嚴守「不擅自使用阿斯匹靈等藥物來退燒」的原則。此後，雷氏症候群的病例開始顯著減少。

反觀日本，一般民眾不了解服用解熱鎮痛劑會為自身帶來什麼樣的風險是無可厚非的，可是，從我的觀察來看，日本的醫療現場也不明白解熱鎮痛劑的危險性，這實在令人感到遺憾。

再進一步說，自一九九八年開始成為問題浮出檯面的「流感併發腦炎」，被懷疑是服用解熱鎮痛劑所引起的病症。就筆者個人的推想，所謂的流感併發腦炎，本身就是一個藥物的副作用，但卻被一個聽起來合情合理的病名包裝起來，如此一來，發病的責任就可以推給流感病毒，讓流感病毒揹黑鍋了。

發燒是治癒的過程

發燒到底要不要使用解熱鎮痛劑？我們也可以從動物實驗得到不要用比較好的證明。

讓十四隻兔子感染細菌，其中七隻不投藥，另外七隻餵食解熱鎮痛劑。結果，不投藥的兔子在發病之初持續高燒不退，但後來有五隻存活下來。經投藥處置的兔子，服藥之後退燒，但不久體溫又上升，如此反覆不斷，最後，七隻兔子全部死亡。

其他類似的實驗還有很多個，最後的結果大致相同。不使用解熱鎮痛劑，反而有更高的治癒率。

人體受到病毒或細菌感染時，腦部下視丘的體溫調節中樞會被啟動，發出提高體溫的指令。也就是說，感冒、流感、肺炎等感染疾病會出現的發燒，並不是病毒或細菌引起的，而是身體為了擊退病毒、細菌所產生的現象。體溫上升可以刺激白血球發揮戰鬥力，同時啟動其他的免疫反應，有效抑制病毒或細菌繁殖。

有一說，只要體溫上升一度，免疫力可以提高五～六倍。相反的，體溫如果下降一度，免疫力就會降低三〇％。身體透過發燒，提升免疫防禦的效能，加強對疾病的抵抗力，硬是用解熱鎮痛劑退燒，患者能夠得到任何好處嗎？

除非是極度高燒已造成意識不清，或是高燒又伴隨著無法忍受的疼痛，否則應該極力避免使用解熱鎮痛劑。我完全沒有危言聳聽的意思，只是想提醒讀者，身體受發燒和疼痛的折磨只是幾個小時而已，值得透過吃藥的方式，賭上身體需承受副作用的危害，去換取幾個小時的輕鬆嗎？

我通常不太會開解熱鎮痛劑給感冒和流感的患者，當然，有些患者會提出服用這些藥物的要求，但我仍會苦口婆心地告訴他們：「退燒藥、止痛藥吃多了，反而會讓感冒病得更久。」並且叮囑他們盡可能不要服用。對付感冒、流感的最佳治療方法，就是「保持溫暖多休息」，自身擁有的自癒力就是最有效的名醫。

如果非藥不可，那麼，建議考慮中醫藥。常用的治感冒中醫藥有葛根湯和麻黃湯，尤其是初期的感冒，服用之後可以暫時性促進體溫上升，提高免疫力，接著使人體發和解熱。如果服用時機對的話，可以收到立竿見影的效果。

頭痛、生理痛、老年人腰痛等等，不管哪裡痛都吃止痛藥。止痛藥也是經常出現在處方箋上的藥物。還是要提醒讀者，不要過度使用，根本的治療之道還是在於保持身體的溫暖。

6. 治療過敏性鼻炎的關鍵在於恢復腸道健康

過敏症狀源自腸道功能失調、免疫力低下

發生過敏性鼻炎等過敏反應時，最常被使用的藥物有兩種，分別是第一型（H1）受體拮抗劑，如艾來（Fexofenadine）以及白三烯素（TL）受體拮抗劑，如Onon（Pranlukast）。

這兩種藥物的機轉都是在抑制會引起過敏症狀的物質，前者干擾的主要是由腦部中樞神經分泌的組織胺的接收器，後者則作用在白三烯素受體，藉以阻斷自花生四烯酸（AA）合成的白三烯素。

由於過敏源被阻斷了，所以，流鼻水、眼睛癢、氣喘等過敏反應發生時種種不適的症狀可以獲得紓緩，但是，吃了這些類藥物有的人卻會變得很想睡覺，這是因為腦部中樞神經受到了藥物的影響，抗過敏藥物的副作用難以避免。

過敏性鼻炎並不是鼻子本身發生病變，而是因為腸道功能異常導致。現代人的生活型態影響腸道功能失調，造成免疫力低下，致鼻黏膜機能不彰，於是經常出

現鼻過敏等症狀。為了讓腸道回復免疫力，應該要減藥。此外，乳製品、麵粉類食物及砂糖，會刺激腸道黏膜，都可能誘發或加劇過敏反應，盡量減少食用，同時多多攝取乳酸菌、維生素D等可以提高免疫力的營養補充品。

想要紓緩症狀引起的不適的話，選擇中醫藥可以避免造成身體負擔，例如小青龍湯和麻黃附子細辛湯等，具有極佳的緩解效果。其他如甜茶、紫蘇等替代療法、民間療法，都不妨試試。筆者認為這些方法都比持續吃抗過敏藥來得好。

對於過敏性鼻炎以外，其他過敏性病症的治療，基本上是一樣的，利用飲食療法提升免疫力比什麼都重要。過敏性症狀起因在腸道功能失調，拋開藥物才能有根本的治療，希望讀者都能謹記在心。

7. 化療藥物的真相

美國議會癌症療法調查委員會提出報告

化學治療（化療）是指使用細胞毒藥物治療惡性腫瘤，和手術、放射性治療並稱為癌症的三大治療手段。

不過，近幾年來，關於「化療的一些真相」，被披露得越來越多。

「除了極少數的患者以外，化療抗癌需要巨額花費，但患者卻是飽受副作用之苦，而且只會縮短性命。」慢慢的，有越來越多的民眾逐漸產生了這樣的認知。這都要歸功於原應義塾大學醫學部的放射科講師近藤誠以及Tokyo DD Clinic的內海聰醫師，還有擔任記者的船瀨俊介先生的奔走啟蒙。

化療藥物豈止是對癌細胞無能為力而已，本身還具有致癌作用。關於這個說法，厚生勞動省、美國的議會不僅知道，而且是早就知道這項狀況。

實際上，船瀨記者在致電厚生勞動省的主管單位質問化療藥物的效果，該單位首長就曾說過：「化療藥物無法治療癌症，而且具有致癌性。」

一九八五年，當時擔任美國國家癌症研究所（National Cancer Institute，ＮＣＩ）主任的德維塔（Vincent T. DeVita）向議會上作了以下的陳述。

「透過抗癌藥物進行的化學療法出現瓶頸。抗癌藥物投入後，癌細胞會立即啟動抵禦機制，使本身的致癌基因發生突變，致使藥物無法辨認它、對它發動攻擊，抗癌藥物因此失效。抗癌藥物不僅僅失效而已，同時因為還具有強烈的致癌性，足以讓其他器官、組織產生癌變。」

所謂的治癌藥，實際是致癌藥。這是一個充滿衝擊性的見解。

接著，美國議會癌症療法調查委員會（ＯＴＡ）也提出了如下的報告。

「投予多種抗癌藥物的群組與未投予抗癌藥物的群組相比，前者出現嚴重副作用的機率為後者的七至十倍。前者雖然出現了腫瘤縮小的效果，但五到八個月之後，腫瘤再度復發。總結投予多種抗癌藥物的患者生存期間較短，未投予抗癌藥物的群組生存期間最長。」

委員會最後也做出了結論：「使用抗癌劑無法治好癌症患者。」

過去三十年來，這些真實情報別說一般民眾不知道了，在越少曝光越好的操作下，醫生也未必能夠獲得資訊，筆者當然也是不知道當中的一員。

時至今日，有越來越多人了解到化療藥物就是一種「毒藥」，具有強烈的副作用。既然如此，為什麼還要忍受副作用帶來的痛苦，繼續接受化療呢？

當面對被嚴重副作用折磨得不成人形的患者時，醫師仍然決定繼續投藥。他的理由也許是：「只要是患者本人的意願，即便只有一絲絲治癒的可能性，還是繼續投藥治療比較好，就算沒有辦法治好，至少可以延長本人的生命。」

患者本身呢？繼續接受化療的理由是什麼呢？這一點容後再述。

有時什麼都不做反而是最好的治療

臨床上發現化療藥物對惡性淋巴腫瘤、急性白血病、睪丸癌、絨毛癌以及小兒白血病，有一定的治療效果，但如果從所有類型的癌症患者人數來看，化療有效性的占比實在是微乎其微。

至於是否可以延長患者的生存時間？有醫學論文指出「具延命效果」。話說醫師們引以為據的論文，本身可能交織穿插著事實與虛偽。是真是偽有辦法判斷嗎？老實說，連我這個開業醫都很難判斷，一般民眾就更摸不著頭緒了。

解讀過很多論文的近藤誠醫師，在他的著作《沒有效果的化療藥物》中揭露了一些事情，委實發人深省。讀完後充滿了遺憾感，但也知道接受製藥廠利益輸送的醫生們，用各式各樣的手段發表對自己有利的數據報告，並不是不可能的事。

有一篇引人疑竇的論文說：「確認可延長三、四個月的存活時間。」姑且相信這篇論文講的都是事實，試想患者的生命的確被延長了，但在這三、四個月短短的時間裡，患者必須忍受痛苦不勘的副作用，極度虛弱的活著，這樣的治療對患者來說是幸福的醫療嗎？

回過頭來看一些值得關注的論文，其中也有「不仰製藥廠鼻息的研究」。首先介紹的是權威醫學期刊《The Lancet》（刺胳針）上刊登的一篇英國的研究報告。該研究以癌症末期患者為對象，一組受試者不作任何處置，僅一旁觀察狀況，其餘受試者則分別接受一種到多種的抗癌劑治療，比較其存活率。

結果發現，不作任何處置的群組存活率最高，併用四種抗癌劑的群組存活率最低。

前面提過的美國議會癌症療法調查委員會，曾經指示針對癌症治療的替代療法進行研究。該研究最後下了以下的結論：透過飲食、營養、免疫、天然食材、心理療法等替代療法來治療癌症，治癒癌症的機率比手術、化學療法等正規的傳統治療高，而且副作用少。

除此之外，加州大學的哈登．詹姆士博士在他的研究裡也指出：「接受治療的癌症患者，平均餘命為三年，拒絕治療的癌症患者，平均餘命為十二年六個月。」

終止化療很可怕嗎？

將美國議會癌症療法調查委員會的報告，引進日本國內的健康問題評論家——今村光一先生曾經說過：「能夠戰勝癌症的有兩種人，一種是被醫生放棄的人，另一種是放棄醫生的人。」我認為這實在是一句至理名言。

我診治過很多化療患者。聽完我的說明表示理解之後，有一部分的患者願意放棄化療，選擇替代療法，不過，仍然有為數過半的患者雖然理解，但希望化療和替代療法併用。明知道化療起不了作用，而且還得承受苦不堪言的副作用，為什麼還要繼續化療呢？

老實說，我難以理解。假如請問他們：「為什麼不停止化療呢？」得到的答案清一色是：「我的理智告訴我停止化療比較好，可是，心裡就是覺得停藥很可怕。」原來這就是患者仍然堅持接受化療的理由。即使明白化療是全身性毒藥，即使知道化療會引起嚴重的副作用，但因為對停止治療懷著恐懼的心理，以至於遲遲不採取行動。患者就在「有治療就感到安心」的心理作用下，持續接受化療。

醫學也隨著時代在進步，拜分子生物學研發之賜，標靶藥物成為新一代的抗癌藥物，例如針對慢性骨髓性白血病的標靶藥物「基利克」（Glivec），就有很顯著的療效。盡管如此，化療藥物具有的強烈副作用仍然存在，幾乎未曾改變。

無論是哪一種癌，目前醫師用來對付癌細胞的大多數抗癌劑，並不是「藥」，而是「毒」。用或不用，患者當然有權做決定，希望決定之際能夠慎重再慎重。

全世界都在研究既有效、又幾乎不會引起副作用的癌症治療方法，時至今日，似乎也呼之欲出，只是尚未普及，保險當然也不會給付。衷心盼望相關者都能果斷做出明智的抉擇。

8. 如何善用市售的成藥？

謹記成藥只能應急，切勿長期服用

「也不是什麼大問題，不需要上醫院」時，很多人都會選擇使用成藥。走進藥局，架上擺滿了感冒藥、胃腸藥、止痛藥、頭痛藥、便祕藥、眼藥水、類固醇藥膏等等，琳瑯滿目，應有盡有。

成藥不需要醫師處方箋，民眾可以自行選購，頂多聽聽藥劑師的介紹，可說是便利有餘，不過，成藥也有令人意想不到的副作用，有時候還會使症狀惡化。一般人很難判斷，個人建議還是不要長期使用比較好。對於成藥的使用原則，應該是「短期間服用，救急用就好」。

所謂的「救急用」，譬如說感冒，鼻水流不停、噴嚏打不停、嚴重鼻塞、發燒不舒服，頭疼欲裂、拉肚子頻跑廁所等症狀嚴重到對生活造成困擾，或者有重要的工作要辦，無論如何須止痛時，針對症狀吞一顆藥，可以讓人比較舒服。

症狀明明不嚴重，卻抱著「有病治病，沒病強身」的心理吃藥，或者症狀已經改善了，卻仍然繼續吃藥。像這樣子的用藥方式都不可取。一旦養成了「稍微不舒服就吃藥」的習慣，藥物很快就會失效用。

有些人對「特效藥」情有獨鍾，專門買「Switch OTC藥（編註：原本需醫生才能開立的處方藥，改為可在藥局販售、購買的成藥）」服用。我對這種用藥行為也不能苟同。這些藥物的成分原本屬於處方用藥，需要有醫師事先判斷把關，雖然有效，但也可能具有較強的副作用，一般民眾可以輕易取得使用，在用藥安全上值得商榷。

真的想服用成藥，建議選擇中醫藥，或是從以前賣到現在的老牌藥物，比較沒有安全方面的疑慮。

試試「老奶奶的百寶箱」之類的書籍上面記載的民俗療法，也是選項之一。

無論是處方藥或成藥，勿過度服用都是不變的用藥原則。

第3章

從減藥到停藥

——世上沒有必須吃一輩子的藥

1. 你已經出現「降血壓藥依賴症」了嗎？

原來降血壓藥就這樣越吃越多

被診斷出高血壓，正在服用好幾種降血壓藥物的患者為數不少，我想在本章節介紹一個稍微有點極端的個案。相信類似的案例應該不多見，只是想提醒讀者，關於服藥這件事，不僅是醫師要有所懷疑，患者本身也需要抱著持疑的態度。

病例二　服用五種降血壓藥，導致心律不整

【患　　者】三十九歲男性，豆腐店老板。

【來院原由】本人從三十五歲以後，血壓就一直居高不下，因此到某大綜合醫院的心臟內科求診，當時的血壓大約是一八〇／一〇〇左右。後來希望在我的醫院接受治療，故前來掛號門診。

【使用藥物】安脈抵平錠（Amlodipine OD）五毫克，兩顆；冠脈循膠囊（Nifedipine）二〇毫克，四顆；雅脈膜衣錠（Olmetec）二〇毫克，一顆；百適歐膜衣錠（Bisoprolol Fumarate）五毫克，一顆；服爾伊得安錠（Fluitran, Trichlormethiazide）兩毫克，一顆；倍達脂（Bezafibrate）兩〇〇毫克，一顆。

看到這麼一張在某大綜合醫院心臟內科，擔任主任的醫生開出來的處方箋，我嚇了一大跳，反射性地倒吸一口氣，患者看到我的反應，本人的震驚程度比起我來有過之而無不及。對他來說，「這是大醫院的大醫生開出來的藥」，絕對是百分之兩百的信任。

這位醫生開給患者的處方藥，安脈抵平錠和冠脈循膠囊屬於鈣離子通道阻斷劑（CCB），雅脈膜衣錠屬於血管收縮素受體拮抗劑（ARB），百適歐膜衣錠是乙型阻斷劑（β-Blocker），服爾伊得安錠是利尿劑，倍達脂為降血脂藥，患者總共服用了五種心血管藥物。

通常一顆一〇毫克的冠脈循膠囊就足以使血壓大幅下降，可是，該位醫師卻使用大容量的二〇毫克冠脈循，而且還開了四顆。

醫生為什麼要這麼開藥呢？

推想這位醫生大概只著眼於血壓值的高低吧？使用了藥物，血壓卻仍然很高，醫師認為藥效不足，就再加一顆藥看看，血壓還是降不下，只好把藥越開越重。

患者的心跳每分鐘高達一二〇下，很明顯是降血壓藥的副作用，已經引起了嚴重的心律不整。他的尿蛋白檢測有「+」的反應，表示腎臟的狀況不太好，有橫紋肌溶解的現象發生，可能是服用倍達脂的不良反應，也可能是多種藥物交互作用的影響。

尿糖檢測結果為「四+」，可能有糖尿病，可是，這位醫生並沒有做糖尿病的診斷。

換句話說，患者之前的醫生除了看血壓以外，其他通通未予理會。

我做了用藥調整，首先大幅減少鈣離子通道阻斷劑的劑量，同時不再使用倍達脂；安脈抵平錠、雅脈膜衣錠、百適歐膜衣錠（Bisoprolol Fumarate）這三種藥各留用一顆，其他的藥全部停掉。

這位患者只經過一次診療，心跳已經從心律不整的一二〇下降至七八，原本透過大量服藥控制的血壓值「一三〇／八〇」，在減藥後反而降到「一一八／七〇」。

今後的治療方針仍然是視症狀改善程度，按部就班逐步減藥。

自律神經才是決定血壓高低的關鍵

降血壓藥的種類很多，自一九六〇年代以利尿劑為主流，發展到今天，血管收縮素受體拮抗劑和鈣離子通道阻斷劑成為廣泛被使用的高血壓藥物。同樣屬於高血壓用藥的還有血管收縮素轉化酶抑制劑、甲型阻斷劑以及乙型阻斷劑等。常見的商品名有以下各種：

血管收縮素受體拮抗劑（Angiotension II Receptor Blockers，簡稱ARB）	博脈舒錠（Blopress）、得安穩膜衣錠（Diovan）、洛沙坦（Nu-Lotan）、雅脈膜衣錠（Olmetec）
鈣離子通道阻斷劑（calcium channel blocker, 簡稱CCB）	安脈抵平錠（Amlodipine）、脈優（Norvasc）、冠達悅（Adalat）、Calb-lock
血管收縮素轉化酶抑制劑（Angiote-nsin Converting Enzyme Inhibitors，簡稱ACEI）	悅您定（Renitec）、可悅您錠（Cozaar）、阿拉普利（Cetapril、Alacepril）、壓得克（Adecut）
甲型阻斷劑（α-blocker）	迪坦妥膜衣錠（Detantol）、替你舒壓錠（Terazosin）、脈寧平（Minipress）、Cardenalin
乙型阻斷劑（β-blocker）	Carvisken、美特朗錠（Mikelan）、思特來錠（Inderal）

從「拮抗」、「抑制」、「阻斷」這幾個詞的字面來看，也知道這些藥物都是透過抑制人體的生理反應，以達到降壓的效果。在動脈的血管壁平滑肌細胞膜上有一個鈣離子通道，當細胞內鈣離子增加，就會引起細胞收縮，血管變窄，血壓

因而升高。鈣離子通道阻斷劑可以阻止鈣離子流入血管平滑肌細胞，減少細胞收縮，使血管鬆弛，血壓就降低了。

乍看之下，不失為一個不錯的降血壓方法。不過，要知道鈣離子通道內有很多種細胞，也就是說，鈣離子通道阻斷劑不會只作用在血管平滑肌細胞上面。

當它與骨骼肌細胞結合時，可能會引肌力退化，甚至癱瘓臥床。

當它作用在骨骼細胞時，有些人會出現骨質疏鬆症，成為骨折發生的原因。

如果鈣離子通道阻斷劑抑制了免疫細胞，就會降低本人的免疫力，增加癌變和感染的機率。

只要是冠上「拮抗劑」、「抑制劑」或「阻斷劑」的藥物，都存在著共同的風險。為了「使血壓下降」這麼一個目的，得犧牲全身的細胞，讓身體暴露在「殺敵一千，自損八百」的壓力中，值得嗎？

我們在前面已經說過，高血壓有其不為人知的一面，說它是「標準值製造出來的疾病」並不為過。大多數的人對高血壓的認識都是「得了高血壓，血管會爆裂，變成腦溢血」。從某個層面來看，這是一種「危言聳聽」。

血管之所以會破裂，並不是只靠血壓高就能夠發生。血管壁因為壓力、有害物質、身體氧化、糖化等因素而受損，致血管變脆弱，才是真正的關鍵。

實際上，就算血壓值超過二〇〇，血管也不會爆裂。例如舉重選手舉起槓鈴時，雖然只有一瞬間，但血壓通常都飆破三〇〇。還有實驗指出，「血管可承受一五〇〇的壓力」。

安保徹醫師提醒我們：「決定血壓高或低的是自律神經，不是人體本身。」自律神經會視人體的活動調節血壓，所以血壓值本來就處於波動狀態，有時高、有時低。

早上血壓比較高，這是因為身體即將展開一天的活動，升高血壓以預做準備。人在暴怒、緊張安或焦慮的時候，血壓也會上升，這是為了促進血液循環，以備應付壓力所需。

相反的，情緒穩定、心情放鬆、開懷暢笑時，血壓自然就降下來了。

自律神經是「上帝」精心為我們打造的一套最棒的調節系統，對這套系統來說，降血壓藥無疑是指會幫倒忙的不速之客。

所以，與其靠藥物控制血壓，對數字的高、低斤斤計較，不如「強化血管壁，

腦血管疾病死亡率推估

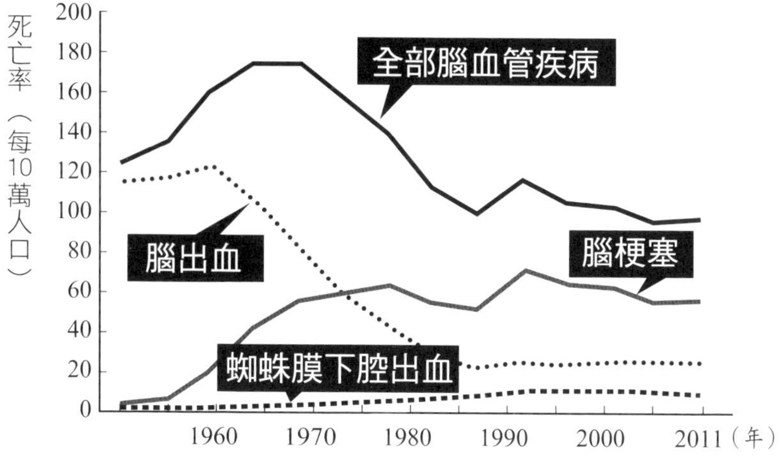

出處：平成23年（西元2011年）厚生勞動省「人口動態統計特殊報告」

維持血管健康有彈性，養成良好的生活習慣，保持心情平穩，避免血壓起伏忽高忽低。」簡單用一句話說，就是透過飲食和運動，讓血管返老還童。

降血壓藥吃出腦梗塞？

上圖是一張令人玩味的「腦血管疾病死亡率推估」圖（厚生勞動省「人口動態統計特殊報告」）。我們可以從圖中看到腦出血（出血性腦中風）的死亡率自一九六〇年開始銳減，不過，腦梗塞（缺血性腦中風）的死亡率卻呈上升趨勢。兩者以一九七〇年前後為分界點，死亡率自此反轉，因腦梗塞死亡的人數開始超越腦出血。

這段期間究竟發生什麼事呢？這段期間剛好降血壓藥物的消費量明顯增加。日本人的營養狀態改善了，血管也變得更強健，拜此之賜，腦出血盛行率降低，但同時也因為降血壓藥物的服用人口增加，致發生腦梗塞的人口增加。當然，這完全是我個人的推論，不過，並非不可能。怎麼說呢？要知道血壓一降低，血液循環就會變差，因而引發腦梗塞的機率自然升高。這是因為服藥之後，造成血管內沒有適當足夠的「壓力」使血流順暢，血流受阻，因而引發腦梗塞，不是嗎？

我並沒有危言聳聽的意思，只是想提醒讀者，別忘了降血壓藥物其實沒有想像中的安全，不濫用是人生必備的智慧之一。

不是要你從此不吃藥

從以上的內容可以了解到，能夠一步一步減藥，降低服藥的劑量，直到停藥不再服藥，是最好不過的事了。

只是，事情往往有知易行難的一面。患者認同「應該停藥」的道理，但大多數的人對「不吃藥」還是存著抗拒的心理。

「高血壓不吃藥，後果不堪設想。」諸如此類的催眠暗示實在太強勁了，因此產生的不安感和恐懼心理遠遠凌駕在「應該停藥」之上，導致停藥變成一件艱難的任務。

碰到這種「不吃藥不安心，吃了藥才放心」的患者，我也會開藥，只是會選擇藥效比較弱的種類，而且劑量都壓在最低限。其次會請患者補充維生素C，同時使用擁有幾千年歷史的中醫藥或是鋅之類人體比較容易欠缺的礦物質等。有不少中醫藥和礦物質都是「保險給付的項目」，所以並不會增加患者的藥費負擔。

能夠讓患者安心、健康地過生活，才是重要的事。我雖然開設「停藥診療科」，幫助患者減藥、停藥、不吃藥，不過，基本上只針對有類似需求的民眾提供指導。我從來不會說「通通停藥，全部不要吃」之類的話，遇到確實需要服藥的時候，也會積極開立處方箋。只要能夠讓患者獲得安全感，無論是降血壓藥、降膽固醇藥、吃骨骼疏鬆的藥或是止痛藥，甚至於安眠藥，我也會開給患者服用。

總而言之，服藥引起藥害是問題，但本人若時刻感到不安、擔憂害怕，更是大問題。患者真正期盼的是一份安全感，如今，藥物已經成為讓患者獲取安全感的手段之一了。其實，減藥、停藥只不過是一個針對藥害已明顯發生的人，以及對服藥有所疑慮的人，幫助他們重拾健康的方法罷了。

本書想要傳達給讀者「服藥得不到真正的安心」的概念。反過來說，目前正在服藥的朋友，假如沒有出現副作用，而且也覺得安心的話，又何必勉強自己去減藥呢？

2. 神效難以持續的「類固醇仙丹」

類固醇和腎上腺素（Adrenaline）是維持生命不可或缺的重要荷爾蒙

類固醇和抗生素並稱為現代醫學的兩大「仙丹妙藥」，稱得上是劃時代的藥物發明。類固醇的給藥方式和使用方法非常多元，有靜脈注射、口服、吸入、外用、點眼、點鼻等等，身體的各個部位都可以使用。

類固醇具有很強的「抗發炎」、「抗免疫」和「抗過敏」的作用，因此被廣泛應用在各種疾病的治療上面，例如膠原病、氣喘、皮膚過敏等。我早年在急診重症科別任職時，也常使用類固醇救助急重症的敗血性休克患者、氣喘發作患者以及膠原病患者等。

但是類固醇的使用，「效果雖然很好，不過，副作用也很大」，因此，很多民眾對類固醇的印象不好，存著「懼怕」的心理。關於這一點，我們在後面會談到，在此之前，先來了解一下「類固醇究竟是什麼」？

類固醇本來就存在於人體中，它是一群「類固醇（腎上腺皮質素）荷爾蒙（Steroid Hormone）」，包括糖皮質類固醇、礦物皮質類固醇、雌激素和雄激素等，由位於腎臟的上端、叫做腎上腺的小小腺體所分泌。我們說的類固醇藥物，主要是指糖皮質類固醇（糖皮質素）的化學合成製劑。

腎上腺還會分泌另一種俗稱「戰鬥荷爾蒙」的物質，叫做腎上腺素。無論是類固醇或是腎上腺素，都能夠因應需要提升血糖、血壓和心跳，提供足夠能量來對抗壓力，是維持生命不可或缺的重要荷爾蒙。

譬如遇到必須全神貫注的工作時，心會跳的比平常快，此時，血糖、血壓也會跟著脈搏一起上升。「一種在身心處於戰鬥狀態下，被大量分泌的荷爾蒙。」這是我們對腎上腺素應有的認識。

人體內類固醇荷爾蒙的濃度並非固定不變，通常在日間活動時，腎上腺會分泌比較多的類固醇，以維持正常的生理運作。到了夜間休息時，分泌量則下降。也就是說，類固醇荷爾蒙會刺激自律神經中的交感神經，促使身體亢奮。同時，交感神經興奮也會刺激腎上腺分泌腎上腺素。

根據安保徹醫生的理論，「交感神經處於優位、興奮狀態時，會增加白血球中的顆粒性白血球的數量。如果是副交感神經處於優位，則會使淋巴球的數量變多。」一淋巴球與類固醇荷爾蒙剛好相反，夜間活性高，白天則缺乏活性。跟讀者做一個簡單的說明，血液中的白血球是免疫系統的一部分，顆粒性白血球則是白血球中數量最多的一種，它能夠攻擊入侵的病原體，予以消化、分解，將其吞噬。巨噬細胞同樣屬於白血球的一種，它能夠促使淋巴球製造免疫球蛋白（抗體），這些免疫球蛋白可以前往病原體入侵處，殺滅入侵異物。

也就是說，巨噬細胞、顆粒性白血球和淋巴球協同合作，保持免疫平衡的作用，維持人體的健康。

類固醇荷爾蒙、腎上腺素、交感神經、副交感神經、顆粒性白血球和淋巴球，彼此間的關係環環相扣，非常密切。我們可以從下表更清楚地看出。

自律神經	類固醇荷爾蒙	腎上腺素	白血球	
白天（興奮狀態）	交感神經上位	↗	↗	顆粒性白血球增加
夜間（安靜狀態）	副交感神經上位	↘	↘	淋巴球增加

為什麼不能長期使用類固醇藥物？

服用類固醇藥物的患者，從他們的血液常規檢查中可以發現，顆粒性白血球的數量很多，但淋巴球的數量卻寥寥無幾。

我們對照一下右表的說明就可以知道，這是因為交感神經受到刺激，導致顆粒性白血球增加的緣故，換句話說，患者不分日夜，常時處於交感神經興奮的狀態。以前奧運的頂尖選手使用類固醇，就是為了使身體持續保持在興奮狀態。

人體內的類固醇荷爾蒙濃度會發生晝夜的高低變化，外來的類固醇藥物便是如此，它會破壞這種自然變化，同時也會對淋巴球的晝夜濃度變化造成不良的影響。

當我們明白上述的原由以後，也就了解了為什麼不能長期使用類固醇藥物。

服用類固醇藥物的人，剛開始會感到精神變好、活力充沛，興奮到「不曉得累、不知道疲倦」。而且，類固醇藥物具有很強的抗發炎作用，像異位性皮膚炎等皮膚疾患，只要晚上擦一下類固醇藥膏，第二天發炎症狀就好了大半，效果神速。還有，類固醇也具有很強的免疫抑制的作用，對於急性期的自體免疫疾病患者治療效果很好，患者可以在很短的時間內透過免疫抑制達到病情控制。

類固醇治療，初期都可以得到戲劇性的療效，但久而久之，問題就浮現了，類固醇藥物的副作用會一個接著一個地出現。

安保徹醫生提出警告說：「慢性病若使用類固醇藥物，將使類固醇蓄積在體內並發生氧化，進而引起新的發炎症狀，連帶地使原本的病症更難被治癒。」

異位性皮膚炎的患者應該很有實感。當他們擦了一陣子類固醇藥膏以後，就會發現越擦越沒效，而且豈止沒效而已，症狀還越來越嚴重。

有些皮膚科醫師就以為藥效不夠，於是就換了藥效更強的藥膏給患者使用。身為患者應該要知道「皮膚炎急性發作時，類固醇藥膏可以迅速抑制，但只能短時間使用，若長期使用反而會惡化成難以根治的異位性皮膚炎。」

使用類固醇藥物治療膠原病，也會發生同樣的問題。我曾經診治過一位全身性紅斑狼瘡（Systemic Lupus Erythematosus，簡稱ＳＬＥ，膠原病的一種）患者，他在二十歲的時候發病，就此展開吃類固醇的生涯，一吃就是二十年。結果，四十幾歲時即因大腿骨壞死，接受植骨手術。接下來，我還要介紹另一個相關的個案。

病例三　因服用類固醇藥物引起久咳不癒的副作用

【患　　者】三十多歲女性

【來院原由】患者罹患全身性紅斑性狼瘡，長期服用類固醇藥物。最近兩年，經常咳嗽，而且久咳不止。

【使用藥物】普立朗錠（Prednisolone）五毫克，一錠。

普立朗錠（Prednisolone）是最常用的口服類固醇藥物的一種，屬於強效型類固醇，假如長期使用的話，當然很容易產生副作用。

我對這位患者的診治，初期讓她繼續服用普立朗，並且著手嘗試各種替代療法，但是一直不見成效。在雙方再接再厲之下，使用劑量總算開始降低了，最後終於完全停止使用類固醇，她的咳嗽症狀也同步打住。前後整整花了一年的時間才得到這樣的結果。

就我個人的推論，這位女性患者之所以久咳不癒，恐怕是類固醇的副作用，讓黴菌（真菌）在她的體內肆無忌憚地繁殖。

淋巴球在對抗真菌感染上扮演著重要的角色，能夠有效抑制真菌的繁殖。受到類固醇藥物的影響，患者體內的淋巴球銳減，導致滅菌的免疫功能失效。

因為氣喘需要使用類固醇吸入劑的人，是不是曾經被醫生叮囑過：「吸完類固醇後要漱口」？這個動作是為了避免藥物在內殘留，以免降低免疫力，造成白色念珠菌感染。然而，漱口畢竟不能達到百分之百的預防效果，真菌還是進入了肺部並且在肺部增殖，逐漸演變成慢性氣喘。以上是我個人的看法。

同樣的，異位性皮膚炎的患者，因為使用類固醇藥物，致真菌在皮膚上繁殖並非不可能，而膠原病患者用了類固醇藥物，也可能讓真菌在他們的臟器內增生。換句話說，類固醇這種藥物能抑制發炎，也只是暫時性的效果而已，長期使用反而會引起真菌繁殖，形成慢性病症。

我的醫院針對長年使用類固醇藥物的患者，都是一面進行減藥，一面為本人量身開立適合的藥草和保健品，在對付真菌上有一定的效果。

使用類固醇藥物，為什麼不能說停就停？

長期使用類固醇藥物的人，不能突然停藥，因為一旦停藥的話，一直被藥物壓制住的症狀會捲土重來、倏地湧現。比方說異位性皮膚炎的患者，突然停藥的話，濕疹症狀隨即惡化，出現令人無法忍受的搔癢和疼痛。

此外，外來的類固醇會使體內腎上腺的分泌功能退化，有些患者甚至因此無法再「自行製造類固醇荷爾蒙」。一旦停止使用這些藥物，就會使人體維持生命所需的類固醇荷爾蒙出現不足，有的人甚至會發生「腎上腺功能不全」。像上述的副作用往往可以在膠原病等患者的身上看到。

假如找到願意幫助患者減少類固醇用量的醫師，本人應該遵從他的指示，在他的指導下按部就班進行減藥。熟諳中醫藥的醫師都知道柴苓湯的功效，和類固醇藥物一起併用，對於減少類固醇藥物的使用量，可以收到一定的效果。

另一方面，為了提高自然自癒力，最好也能同步進行飲食改善、壓力紓解、溫暖身體等替代療法。我的醫院也會替患者選用一些適合的替代療法，致力於改善患者的健康。關於這些替代療法，我也會在後面提到。

我想再次強調，類固醇救助過很多人的生命，在許多的疾病治療中有其必須存在且不可取代的地位。它能幫助患者度過危險，發揮極佳的功效。我們不應該一聽說用類固醇就避之惟恐不及，任意停藥。十九世紀的英國小說《變身怪醫（Strange Case of Dr Jekyll and Mr Hyde）》，講述具有雙重人格的醫生的故事。類固醇藥物好的一面就像善良正直的傑克博士，只是出現的時間很短。當類固醇變成猙獰邪惡的海德時，請向主治醫師提出討論，逐步調整劑量。

3. 大部分的降血糖藥，自血糖得到控制的那一刻起即可減藥

血糖穩定後，降血糖藥可逐漸減量

對糖尿病治療來說，從磺醯尿素類藥物（Sulfonylurea，SU劑）和雙胍類藥物（Biguanide，BG劑）等最早使用的口服降血糖藥，到腸促胰素（Incretin）類新型

降血糖藥，各種新藥不斷推陳出新。現在還有人使用胰島素製劑，不是嗎？

我們在前面曾經提過，糖尿病的問題在於急遽的血糖值變化。正在服用降血糖藥物的人，應該控制並保持血糖平穩，進行減藥。

想要控制好血糖，首先要做的事就是限制醣質的攝取。只要能夠確實做到這一點，很多患者的血糖值很快就能降下來，從這時候起，也就能開始進行降血糖藥的減量了。糖化血色素的測值也許會稍稍上升也說不定，不過，降血糖藥物很少會出現藥物反彈效應，患者仍應一面監測血糖，一面漸進式逐步減藥。

最近吹起了一股低糖生酮飲食的熱潮，聽過的人應該很多。簡單的說，凡是高澱粉、高糖分的食物就要避開，像砂糖等糖分就不用說了，譬如麵粉類、米飯等碳水化合物也要極力避免攝取。

要提醒大家，過度限制醣類的攝取，人的體力會下降，變得無精打采，而且會喪失對飲食的幸福感，建議應該適可而止。糖化血色素測值以「HbA1c 七～八」為標準即可，其他都已經講說，現在的判定標準太過嚴苛，有很多與實際不符合的地方。

此外，使用胰島素的患者如果極度限制甚至完全不吃醣質的話，可能會有突然發生低血糖的危險。請務必要和主治醫師討論，一面監測血糖值，慢慢地把糖類的攝取量和胰島素的使用量降下來。

運動有助於控制症狀。適度運動，血糖便會自然下降。

4. 不要輕易使用安眠藥

苯二氮平類安眠藥消費量，日本登上全球第一

我們一般稱為「抗焦慮藥」、「安眠藥」、「鎮靜劑」等治療失眠用，以苯二氮平類（Benzodiazepines，簡稱BZD）藥物最具代表性。

這一類藥物具有即效性，故消除焦慮及失眠困擾的鎮靜和安眠效果十分良好。精神科、身心科就不用說了，現在連一般內科、外科、婦科、整形外科、耳鼻喉科、皮膚科等，很多科別都在開，而且都開得很理所當然。二氮平類藥物的消費量大

概跟抗憂鬱藥不相上下，很多人都在長期服用吧。以下就舉幾個「頗負盛名」的安眠藥，供讀者參考。

- 酣樂欣 Halcion（Triazolam）
- Depas（Etizolam）
- 贊安諾錠 Xanax（Alprazolam）
- 史帝諾斯 Stilnox（Zolpidem）

＊本類藥物為非苯二氮平類（non-benzodiazepines，簡稱 non-BZD）製劑，但效能和副作用的特性幾乎相同。

最近，學名藥（Generic Drug，又稱為非專利藥）也不斷增加，碰到「我也有吃」或者「我一直在吃」安眠藥的人應該不少。

日本的苯二氮平類安眠藥消費量是全世界第一！如果患者跟醫生說睡不著、覺得焦慮不安，醫生十之八九會說：「開些藥效比較輕的安眠藥、鎮靜劑給妳試試看吧。」

反過來說，把苯二氮平類安眠藥用的那麼隨易的國家，也只有日本而已。這其中的原因何在？

原來苯二氮平類安眠藥在歐美國家已經喪失「市民權」了。

一九五九年被研發出來的苯二氮平類藥物，於一九六〇年代走紅，廣泛使用於歐美國家，最讓人熟知的有 Cercine、Horizon（Diazepam）等，曾經被認為是無害的安眠藥。

不過，到了七〇年代後半，因停藥出現身體不適的案例一個個浮出檯面，還演變成社會問題。

譬如女性雜誌《VOGUE》就曾經評論：「苯二氮平類藥物會引起比海洛因更惡質的中毒症」。

又如一九七六年《紐約時報》有一篇報導指出：「號稱為最安全的 Diazepam（苯二氮平衍生物），實質具有恐怖、危險的毒性，經常使用的人甚至可直接致死。」

報導一出，美國政府不能坐視不理。一九七九年，愛德華．甘迺迪議員在上議院保健委員會公聽會上發言：「苯二氮平類藥物會帶來難以治療及回復的成癮性和中毒症。」

美國國立藥物濫用研究所也在綜合檢討數篇論文後，做出了「苯二氮平類藥物的助眠效果，無法持續兩週以上」的結論。接著，英國的醫藥品評鑑委員會也發表報告指出：「苯二氮平類藥物的抗焦慮效果只能持續四個月。」

這些調查結果促使很多國家制定了苯二氮平類藥物的使用期限，到了一九八〇年代，該類藥物的銷售量大幅下滑。

儘管事實如此，但不知何故這些資訊並沒有傳進日本國內，時至二十一世紀，過了都快二十年了，日本對於苯二氮平類藥物的使用期間並沒有任何規定，使得服用超過二十、二十年的患者比比皆是。

得知這個實情以後，實在不得不感嘆日本人一直在當藥罐子。

恐怖的副作用——成癮性

人類的大腦中存在著一種名為GABA（γ－氨基丁酸）的神經傳導物質，能夠穩定、放鬆我們的精神。苯二氮平類藥物的機轉就是活化GABA，當它與GABA受體結合時，即會對神經細胞產生快速的抑制效果，因而可緩和心理的焦慮和緊張，達到助眠、改善失眠的效果。

苯二氮平類藥物能有效處理焦慮和失眠，就效果本身而言並不是不好，只是如果天天服用連續幾週以後，GABA受體會出現疲態、數量變少，再過不久，就變成了「只要一天不吃藥，就感到焦躁煩悶，坐立難安」。換句話說，苯二氮平類藥物是一種高度成癮性的藥物，長期服用這一類藥物後，就必需不斷地增加劑量，否則無法達到相同的助眠或鎮靜效果，反而會造成更嚴重的失眠狀態。

讀者們聽說過「Depas中毒」的人嗎？

Depas是苯二氮平類安眠藥中成癮性最強的一種，因為盲目濫用，使用期間越長對它的依賴就越高，最終演變成Depas中毒，患者上遍各大小醫院，到處去求醫生開立Depas。

服用苯二氮平類安眠藥的人發生生理性依賴和心理性依賴的機率究竟有多高？不同的調查有不同機率，不過，至少都在一〇～三〇％之間。如果從正在服用苯二氮平類安眠藥的龐大人口考量，那麼，有成癮性的患者人數應該也是個令人害怕的天文數字。

苯二氮平類安眠藥還有其他很多的副作用，並非只有如此而已，其他主要的副作用還有「認知功能減低」、「情緒障礙」以及「神經及肌肉傷害」。

首先來看「認知功能減低」，長期服用會造成記憶力減退、理解力下降，工作學習能力和問題解決能力均明顯變差。發表於醫學期刊《Psychological Medicaine》的研究報告上有這麼一段話：「長時間服用苯二氮平類藥物的患者，出現注意力、記憶力、學習力、問題解決能力下降的現象，而且，患者本身並未察覺此一變化。」

關於這一點，我也有親身體驗。接受我診治的患者當中，正在服用苯二氮平類安眠藥、有的人年紀不過十幾、二十歲，理解力卻相當薄弱，同一件事我總是要重複說明好幾遍，他們才了解。

在這裡我想介紹一個和上述內容有關的研究報告。該報告主要是在調查阿茲海默症和苯二氮平類藥物服用量之間的關係。阿茲海默症屬於失智症的一種。

加拿大的研究團隊分析魁北克省的健康保險資料庫，調查曾接受醫生開立苯二氮平類藥物的老人發生阿茲海默症的機率。調查對象為二〇〇〇年到二〇〇九年間、六十七歲以上初次被診斷患有阿茲海默症的老人一七九六位，以及同一段時間未有阿茲海默症症狀的老人七一八四位。結果發現，「連續服用苯二氮平類藥物時間短於三個月的老人，發生阿茲海默症的風險並未上升。服藥時間超過三個月到半年者，發病風險上升三二%，服藥時間超過六個月以上者更高達八四%。」

由上述結果可知，長時間服用苯二氮平類藥物，可能增加罹患阿茲海默症的風險。

接著再來看「情緒障礙」，加拿大的研究者曾指出：「苯二氮平類藥物會使憂鬱症狀放大四倍。」

原本應該是抗焦慮的藥物，吃了卻是增加焦慮，那就沒有意義了，不是嗎？

我在問診時，也曾親身經歷過服用苯二氮平類藥物的患者說著說著，就莫名其妙地開始講一些杞人憂天的事。這很可能是因為服用苯二氮平類藥物所引起的副作用，應該要建議患者進行適當的減藥方案。

說到苯二氮平類藥物的第三個副作用——「神經及肌肉傷害」，可能出現的症狀很多，包括對聲音異常敏感，聽到一點點聲音就會感到非常不悅，視力減退、視力模糊、感覺異常等等，這些大多是神經受到損傷所引起。

苯二氮平類藥物同時還具有抑制運動神經興奮的作用，故能收到放鬆肌肉的效用了。著眼於這個效果，於是開苯二氮平類藥物給抱怨肩膀痠痛的患者服用的醫生，確實存在，而且屢見不鮮。

讀者是否也感到難以置信呢？患者服用苯二氮平類藥物以後，也許可以暫時緩解疼痛，但要知道如果患者年事已高，可能會因為肌力不足，一個輕微的跌倒就造成嚴重骨折。

誠如上述，苯二氮平類藥物可怕的副作用多到不勝枚舉，往後到醫院就診，千萬不要跟醫生說：「睡不著很困擾」、「為什麼一天到晚都覺得心很慌？」之類的話，醫生輕易開出苯二氮平類藥物的處方，自己也輕易服用這個處方，無異於為自己增加依賴成癮的風險。

受失眠之苦的人還是要靠自己來減緩失眠的症狀。常常有人告訴我們：「想睡睡不著太難受，吞顆安眠藥，呼呼大睡一場吧。」吞顆安眠藥只能偶一為之，如果長期服用的話，絕對是非常危險的事。人的身體不至於柔弱到失眠幾次就崩壞的地步。

減藥必須有承受戒斷症狀的心理準備

看到這裡，不論是誰應該都會想「立刻丟掉苯二氮平類藥物」吧？

從來沒有使用過苯二氮平類藥物的人以及很少、很少服用苯二氮平類藥物的人，當然可以立刻和它劃清界線，不過，對那些經常服用的人來說，可就不能簡單地說斷就斷了，因為一旦停藥，很容易引起嚴重的戒斷症狀。

戒斷症狀常出現在麻藥和興奮劑的使用上，指的藥物長期使用成癮後，因停藥陸續產生的身體不適現象，又稱為「苯二氮平類藥物戒斷症候群」，常見的症狀有失眠、不安、焦慮等精神困擾，肩膀痠痛等肌肉異常，麻痺等知覺、五感異常，還有心悸、呼吸困難、全身倦怠、胃腸道問題等。

驟然停止服用苯二氮平類藥物，會使大腦陷入猶如剎車失靈的狀況。怎麼說呢？當我們經常使用苯二氮平類藥物時，腦部的GABA受體就會大幅減少，GABA的分泌量也會降低。GABA原本是穩定情緒的生理性剎車器，因為受到苯二氮平類藥物的影響，致無法分泌。在腦內已經沒有GABA煞車器的情況下，突然又停止供應苯二氮平類藥物這個藥理性剎車器，大腦陷入異常興奮的狀態，此時無論是心理或生理，就像脫韁野馬一樣，開始出現暴走。

最容易出現的戒斷症狀，非失眠和不安莫屬了。GABA和苯二氮平類藥物的制衡力量突然消失，原本的症狀當然會反彈。因停藥發生的失眠也稱為「反彈性失眠」，情況都會比原先更嚴重。

此外，肩膀異常痠痛也是戒斷症狀的特徵。這是因為一直受到藥效抑制的運動神經，又開始興奮起來，原本處於放鬆狀態的肌肉也重啟活動，而且比之前還活躍。有些人還會出現肌肉不自主抽搐的症狀。

人體在肌肉經過激烈的活動過後，感到疲倦不堪、全身無力。其他如自律神經也變得異常興奮，導致心悸、呼吸困難、胃腸不適、五感異常等症狀接二連三出現。

戒斷症狀有比較輕微的時期，也有比較嚴重的時期，兩者交替出現就像潮水去而復返一般。當然，戒斷症狀的嚴重度因人而異，不過，跟服藥的副作用一樣，和服用劑量、服用期間成正比，大量、長期服用的患者，症狀也比較強、比較久。此外，就我個人的診治經驗，對戒斷症狀懷有較強恐懼感、不安感的患者，顯現的症狀也會比較嚴重，尤其是為了消除恐懼不安，拚命上網找資料想安然度過斷藥過程的人，戒斷症狀更為強烈。俗話說：「病由心生。」其實，有一大部分的「戒斷症狀也是由心而生」。

比較棘手的是戒斷症狀和副作用往往很難區分得清楚。服用苯二氮平類藥物的患者，經過一段時間後，藥物對本人的效用逐漸減弱，此時便產生了藥物耐受性。一旦藥物耐受性出現，藥吃了也得不到預期的效果。這種現象等同是一邊服藥一邊發生戒斷症狀。

有一份研究報告如實地揭開了苯二氮平類藥物的「廬山真面目」。贊安諾錠、Constan（Alprazolam）是治療恐慌症和焦慮症的主流藥物。該研究將患有恐慌症的患者分成兩組，一組為治療組，給予真正的 Alprazolam，另一組則為對照組，給予外觀相同的安慰劑，藉以比較減藥、斷藥後的發作次數及狀態。

追蹤後比較發現，最初的八週，服用 Alprazolam 的治療組，恐慌症發作次數降低，但自第九週起，也就是減藥進行到一半時，發作次數不降反升，出現逆轉。到了第十二週完全停藥後，治療組的恐慌症發作次數出現暴增現象。

除了發作次數暴增以外，有三五％的治療組患者出現精神錯亂、知覺過敏、憂鬱、蟲爬滿身體、肌肉痙攣、視力模糊、腹瀉、食慾不振、體重減輕等戒斷症狀。同時有四四％的治療組患者，為了擺脫讓人難以忍受的症狀，選擇重新服藥，走向更加依賴藥物的道路。

贊助這項研究計畫的是開發出 Alprazolam 的製藥公司，對於該藥物的危險性，他們早就心知肚明。苯二氮平類藥物可說是「吃了像身在地獄，不吃也像身在地獄」。不過，希望仍然是存在的。在戒斷的過程中，我們可以設法延緩症狀出現的時間，將發作的間隔拉長。在這裡借用患者跟我說過的話：「只要把戴在頭上那頂笨重的帽子脫掉，就會立刻發現視野豁然開朗。」當走到這個階段時，本人原本空洞無神的雙眼會變得炯炯有神，皮膚也會恢復光澤，又可以慢慢地從事知性活動了。

就我的診治經驗，很多患者減藥進行到原來劑量的三分之一時，就可以在他們的身上看到上述的變化。患者在完全停藥以後，也是會產生戒斷症狀，症狀的輕重程度同樣因人而異。不過，一般來說，都要經歷半年左右的痛苦過程。這半年時間，種種令人難以忍受的戒斷症狀會像潮水一樣去而復返，一波接著一波襲來。不安感較輕的患者以及服用量較少的患者，大約在一至二年後，症狀發作時不再像以前那麼強烈，發作的間隔時間也變得更長。當然，並不是每位患者的情況都是如此，也有一些人過了好幾年，仍然得繼續忍受痛苦不堪的戒斷症狀。這種現象推想應該有很大的因素來自心理。

我有一個問題一定會詢問初診的患者，那就是「斷藥的過程非常辛苦和痛苦，您有這個決心嗎？」如果患者明知道戒斷過程很艱辛，還是決心斷藥，那麼，他必定能夠斷藥成功。

拋開恐懼心的人，能夠斷藥成功

我近幾年來致力於協助服用安眠藥、抗憂鬱藥以及抗精神病藥物的患者減藥或停藥。如前面敘述過一般，恐怖心、不安感越重的人，透過網路、閱讀得知越多戒斷症狀和斷藥資訊的人，發生的戒斷症狀就會特別強烈，使減藥、斷藥變得更困難。

因此，我想對心生懷疑、時常感到惴惴不安的人說：「戒斷症狀實際上是在幫助我們脫離藥物的控制，它在告訴我們身體正在靠自己的力量將藥物排出體外。它帶來的痛苦十分難受，但它並不是什麼令人厭惡或需要憎恨的東西，我們反而要感謝它、接受它。越是討厭它，痛苦就越會被放大，反而更難過。」

只要知道戒斷症狀出現的原因，那麼，隨著時間流逝，戒斷症狀必然有消失的一天。患者應該知道，自己得的病並不是原因不明的疑難雜症，請告訴自己：「生病只是暫時的，痊癒、康復的那一天一定會來到。」然後放寬心。當戒斷症狀來襲時，便是接受它、淡然處之，等待時間過去。想要緩解症狀的話，只要安全無虞，任何方法都值得去嘗試。

看到這裡，讀者應該可以理解藥物無法消除患者的不安，相反的，反而會讓不安惡化，讓問題變得更複雜。安眠藥一開始戴上善人的面具接近我們，乍看似乎很有效、一下子就解決了失眠的困擾，但其實是服用之後，很容易造成依賴性，戕害我們的精神和身體的危險藥物。

就我個人的觀點來看，安眠藥就像「可申請健保給付的合法麻藥」。「慎始」非常重要，請務必提醒自己不要服用，更不要長期服用。

5. 讓發展遲緩的孩子服用抗精神病藥物可以嗎？

抗精神病藥物源自興奮劑

最近，在我們的醫療現場有越來越多的孩子，因為注意力不集中、安靜不下來，被診斷為發展遲緩或注意力不足過動症（ADHD）。用來作為鑑定的診斷準則本身就具有爭議性，關於這部分我們已經在前面說過了。

如果只是準則有爭議也就罷了，現在真正的問題是，有醫生把利他能（Ritalin，即俗稱的聰明丸）、專思達（Concerta）（兩者主要成分都是 Methylphenidate 派醋甲酯，MPH）等用來治療精神病的藥物，用在這些孩子的身上。

派醋甲酯（Methylphenidate）於一九五六年上市，在藥理學上的機轉為「阻斷多巴胺（Dopamine）被再吸收的路徑，使多巴胺在腦內的濃度增加」。患兒的腦內因為缺乏多巴胺和腎上腺素等神經傳導物質，所以專注力不足，一直興奮，容易過動和衝動，派醋甲酯藥物就是從這一點切入。

看到這裡，先別點頭稱是，要知道派醋甲酯是借鏡興奮劑（安非他命）被開發出來的合成物質，像這樣子的藥物怎麼可以讓我們的孩子服用呢？

讓注意力不足過動症兒童服用派醋甲酯藥物，當藥效發揮之後，過動兒會變的比較安靜，也能聚精會神地上課。但是，連續使用一段時間後，孩子就會出現藥物耐受性，產生全身無力、面無表情、對外界漠不關心的反應。

一九八七年，美國心理學家哈伯特．李（Herbert Lee）就曾經說過：「長期服用利他能的孩子反應慢，在他們身上幾乎看不到自主性和自發性，看不出來他們對事物究竟是關心還是厭惡，面部也沒有喜怒哀樂或是好奇、驚奇的表情，當然也沒有幽默感。」加州大學注意力不足過動症研究中心的心理學家詹姆士．華森甚至說：「他們就像殭屍一樣。」

只是為了讓孩子安靜一點，就讓其他重要的特質全部被葬送掉，做這種藥物治療完全沒有意義？不是嗎？

一九七〇年代末期，在美國因各種疾病接受利他能藥物治療的兒童人數，大約是十五萬名；到了一九九〇年，因被診斷為注意力不足過動症，需服用利他能的兒童人數竟然飆升到一〇〇萬名。又過了二十年，來到二〇一二年，因注意力不足過動症正在服用利他能的兒童族群已經暴增至三五〇萬名。這些數字多令人瞠目結舌啊。

美國也意識到問題的嚴重性，一九九〇年代，美國國家精神衛生研究院在經過長期研究後，下了一個結論：「就兒童醫療領域而言，無論何種疾病，目前並沒有證據顯示刺激藥治療（派醋甲酯藥物）具有長期的有效性。」

該研究院的兒童精神科醫師彼得．詹森（Peter Jensen）也在他的研究中指出：「持續服用利他能二至三年的患兒和未服用利他能的患兒經比較，前者的

ＡＤＨＤ核心症狀（缺乏注意力、過動、衝動）有惡化的現象。」

美國使用派醋甲酯藥物的現狀，對日本來說，絕不能抱著「隔岸觀火」的看戲態度。讓孩子吃利他能，除了能讓他在教室、在家裡保持短暫的安靜以外，看不到其他意義。

以下舉的例子雖然不是利他能的案例，但是是我診治過的小患者。

病例四　因非自主性抽動（Tics）被指示服用抗精神病藥物

【患　　者】七歲男童

【來院原由】經常反覆出現不自主、沒有意義的聲音，例如突然「啊！」地大叫一聲。到身心科求診，被診斷為妥瑞氏症候群（Tourette's Syndrome）。

【使用藥物】理思必妥膜衣錠 RISPERDAL（Risperidone）一毫克，一錠；帝拔癲膜衣錠 DEPAKINE（Sodium Valproate）一百毫克，一錠。

妥瑞氏症候群是發展遲緩的一種。本案例中的男童出現的是聲語型的不自主抽動（Vocal Tics），我在問診時，小男孩也「啊！」地尖叫了好幾次。

使用抗精神病藥物，反而會讓患者的病情變得更複雜，甚至造成無法復原的傷害。由於抗精神病藥物對小男孩完全起不了效用，於是我決定先進行漸進式的減藥，並且加入中醫藥，開了六顆具安神鎮靜效果的大柴胡湯讓他服用。

兩個月以後，小男孩不自主發出的聲音變得很微弱，到了第三個月，幾乎聽不到他的 Tic，之後症狀也沒有復發的跡象，我也開始慢慢降低中醫藥的用量。大約一年半以後，完全不再用藥。

小男孩為什麼會出現 Tic 原因不明，推論應該與他的母親有關。小男孩的媽媽患有精神方面的疾病，讓小男孩在無形中承受到巨大的壓力，這個壓力大到讓他發病，出現 Tic。

對精神方面的疾病治療來說，尤其是對兒童精神病患的治療，採取安全的治療方法是最重要的。在本案例中，中醫藥就起了很大的效果，不過，找出能夠減輕壓力的方法也是必要的。

關於發展遲緩形成的原因，日本不鼓勵討論，向來的說法都是先天性基因異常導致。

不過，美國的研究卻強烈懷疑，發展遲緩的成因可能由疫苗機轉造成，或是受食物過敏、電磁波、營養障礙、壓力等的影響。所以，想要解決發展遲緩的問題，不是透過藥物，而是要找出解決這些因素的對策。

6. 抗精神病藥物的停藥原則

來到我的「停藥診療科」尋求幫助的患者當中，最希望停止服用的藥物就是包括安眠藥、鎮靜劑、抗憂鬱藥在內的抗精神病藥物，可見身受成癮性和戒斷症狀所苦的人何其多。

回到現實面，市面上並沒有講述抗精神病藥物如何停藥之類的準則、手冊，當然也沒有前例可循，至少日本是沒有的，有的只是醫師的經驗。而且，像民眾碰到出現嚴重戒斷症狀的時候，政府也沒有可供民眾住院，進行斷藥的醫療設施，或是協助民眾安全斷藥的措施。

簡單地說，戒斷症狀不出現就斷不了藥，容許我再次強調，想要停藥、斷藥一定要做好萬全的心理準備。

如何減輕患者的症狀？當患者的症狀穩定下來後，又該如何早日讓他體內的抗精神病藥物排出體外？這一直是我努力的方向與目標。也就是說，我以「緩解戒斷症狀」、「進行減藥、停藥」和「解決服用抗精神病藥物的根本病因」為三大治療方針。

想要成功停藥，有六個必須要注意的重點。雖然還在研究階段，不過，我還是野人獻曝，向大家說明一下。

1.得到家人、同事的理解與支持

或許覺得吃抗精神病藥物是件隱晦的事吧，有些人會瞞著家人、同事偷偷減藥、斷藥。像這樣的做法最應該避免。

為什麼呢？要知道減藥的過程，患者會出現情緒不穩的狀態，碰到這種時候，旁人如果不知道本人正在減藥，就無法給予及時的協助了。患者偶爾也會有自殺的念頭出現，周遭的人常表示關心，可有效穩定情緒。

還有，一個人默默斷藥，戒斷症狀的不適加上孤獨感，只會感到斷藥更痛苦。

因此，盡可能向家人、同事表明自己正在斷藥，告訴他們藥的種類以及可能出現的戒斷症狀等等，事先得到他們的理解與支持。

2.視抗精神病藥物的種類、劑量、服用期間進行減藥計畫

正在服用的抗精神病藥物是哪一種？只服用一種藥物還是多劑並用？服用劑量是多少？服用多久了？以上這些問題，不同的患者就有不同的答案，減藥對策當然不能一概而論。國外雖然有《The Ashton Manual》講述安眠藥、鎮靜劑如何戒斷，不過，只是僅供參考而已。

在減藥、斷藥的過程中，通常要注意以下幾點：

以每二至四週為一個減量階段的方式開始。大多數的患者在減低劑量的第一週，可能出現嚴重的戒斷症狀，不過，進入第二週後，症狀通常會稍稍緩和下來。症狀緩和之後，可望進入下一個減藥階段。

服藥時間越長，相對的，也得花上比較長的時間來減藥。從減藥到停藥的時間長短，雖然存在著個體差異性，不過，以一、二年為目標完成停藥任務，戒斷症

狀會比較輕微。

服用劑量大的患者，初期加快減藥速度，通常不會有什麼問題發生。減到一定程度之後，應該改採溫和方式，放慢減藥的速度。

患者如果一次服用好幾種藥物的話，應當規劃減藥順序。已經出現副作用的藥、危險性比較高的藥，應設定為優先減藥目標。另外，同種類的藥物數劑併用的話，先從半衰期較短的藥物減起。

3.替代療法、輔助療法並用

減藥的過程中，假如不加入替代療法、輔助療法的話，很容易產生嚴重的戒斷症狀。我的醫院收治過很多自行減藥的患者，他們都是因為太過痛苦才上門求診。

這其中的差別就在於我的醫院會併用輔助療法。我開立維生素和礦物質處方，替減藥患者補充營養，同時以其他方式如音樂心理療法、腸心治療、矢追過敏治療法、針灸治療、氣功療法、能量點徒手療法以及服用中醫藥等來調理患者的心靈和身體。

除了輔助療法以外，也指導患者進行飲食控制、規律運動以及半身浴等生活型態的改善。經過上述多管齊下，患者通常在三個月到兩年以內，都能成功斷藥。

4. 降低恐懼感和不安感

我提過不只一次，恐懼感和不安感越強烈的人，為了消除內心不安拚命找資料的人，發生的戒斷症狀有增強、放大的傾向。會引發戒斷症狀的原因是藥物，只要停止服用藥物，經過一段時間之後，症狀一定會消失。這些症狀不是原因不明的病症，它的起因和解決方法劑明確又清楚，症狀發作時當然不好受，但「之後一定會越來越好」。為了減輕戒斷症狀，我的醫院也提供心理治療和心理諮商，同樣也是輔助療法的一種。

5. 斷藥後的精神支持

如果導致需要服用抗精神病藥物的原因，出在家人和人際關係上面的話，就算斷藥後，問題也可能依然存在。只要不把這個根本原因解決掉，患者就有可能重新加入服藥的行列。

進行心理治療是必要的，從精神方面給予支持，這樣可以讓患者停藥後的人生變得更美好。

6. 認識迴藥反應（Flash Back）

患者在完全停藥以後，未必能夠就此安心。有些人在停止用藥一段時間以後，有一天突然出現過去服藥時的幻覺現象，導致情緒出現恐懼、不安，身體也出現不適症狀。碰到這種情形，患者很可能出現「迴藥反應」。我不建議大家搜尋、收集太多減藥、戒藥資料，但獨獨針對迴藥反應，大家一定要有所認識。

西藥所使用的原料，可說是全部來自石油，抗精神病藥物也不例外，很多都是提煉自石油的合成物，具有溶解於油脂的性質。因此，長期服用下來，藥物的成分也會滲入腦部和皮下脂肪。完全停藥之後，血液中雖然沒有藥物存在，但腦部和脂肪組織卻仍有藥物殘留。假如因為某些因素，使殘留的藥物進入血液當中，本人便會出現猶如服藥一般的狀態。這就是迴藥反應。

迴藥反應並不是某些人才會發生的特定現象，也無法預測它何時會發生，因此，希望大家能事先認識迴藥反應。

迴藥反應的表現方式多樣化，有停藥後幾個月以內就發生，也有經過了好幾年以後才出現，有些還會反覆出現。如果碰到了迴藥反應，一點兒也不用擔心。我們也可以把它當成另一種身體將藥物排出體外的方式，用長遠的眼光來看，其實是件值得高興的事。當它發生時，只要讓身體休息數小時到數天不等，靜靜地等待「風暴」過去。迴藥反應出現好幾次也無所謂，因為這樣體內也會越來越乾淨。

以上就是抗精神病藥物的停藥要點。減藥、停藥確實是一件很煎熬的事，所以，還是一開始就決定「不要服用」最好。

最後，我希望政府正視抗精神病藥物濫用的問題。醫師、民眾並沒有充分得到和藥物有關的真實資訊，結果造成包括苯二氮平類藥物在內的抗精神病藥物危害。藥物依賴和成癮讓優秀人才失去工作，無法復歸社會。抗精神病藥物引起的損害、損失，已經不只是個人的損害、損失而已，它的危險程度已達國家級災難。相信各大小行政機關當中，應該也有不少抗精神病藥物的受害者才是。

政府預算應有一部分投入相關的建設，提供這些人具體經濟、精神的協助，同時提供機構作為減藥、停藥者的治療設施，積極透過法制面的制訂防止藥物濫用，對醫師、民眾進行停藥教育與啟蒙，而且，越快越好。

第 4 章

不再需「藥」，「停藥診療科」的挑戰

——整合應用替代療法，改善體質健康

1. 「隱形的死因」第一名竟然是醫療?!

大家聽過「醫源性疾病」這個名詞嗎？

望文生義，所謂的醫源性疾病是指投藥的副作用、手術的後遺症、醫生語言舉止不慎，或者患者自身誤解、自我暗示等心因性異常所引發的疾病。大家對用來治病的醫療行為本身能夠引起疾病、成為某些疾病的病因卻不太理解。

然而，豈止是治病變致病而已，醫源性疾病致死的人數占總死亡人數的比例很高，我們來看一下相關的數據。一篇在二〇〇四年由美國營養研究所蓋瑞．努爾（Gary Null）博士發表的論文指出，醫源性疾病高居美國人死因第一名，年間有七八萬三九三六人死於醫源性疾病，第二名為心血管疾病（六九萬九六九七人），第三名則是癌症（五六萬三二五一人）。

假如這是實情的話，表示平均每天有兩千多人死於醫源性疾病，相當於每天有四到五架的大型客機摔下來的意外發生。日本雖然沒有類似的調查或研究，不過，從目前的醫療現況來看，推估出來的結果應該也是相去不遠。

聽過「Helsinki Businessmen Study（赫爾辛基上班族研究）」，也就是俗稱「芬蘭症候群」的研究嗎？這是在芬蘭進行的一場全國性大規模實驗，研究團隊以一二二二名三八至五四歲的男性上班族為對象，自一九七四年開始持續追蹤十八年，實驗結果透露出幾個值得注意的現象。

受試對象被分為A、B兩組，A組人（六一〇名）只做健康調查，採取自由的飲食生活，同時，不做醫學指導，不吃藥，也沒有定期回診之類的安排。另一組B組人（六一二名），每天按時吃三餐，採取嚴格控制飲食、禁止吸菸的生活，同時視血壓、膽固醇的測值，進行藥物治療。實驗開始前五年，B組人必須定期回診，後十三年則不受限制。

同樣持續經過十八年後，哪一組的人比較長壽呢？從整體來看，B組上班族的死亡率較A組高出一．五倍。在死亡原因方面，無論哪一組，死於癌症的人數都沒有太大的差別，不過，若從個別死因排行來看，無論死因為哪一種疾病，都是A組比較低。

就這個研究結果解讀，進行積極的醫療行為並沒有太大的意義。現代醫療當然有其存在的必要性，但醫療行為的治療作用與不良反應始終是相互依存的。如果問我個人意見的話，日本人的死因排行首位也許是醫源性疾病，只是「被隱形」

罷了。我之所以開設「停藥診療科」，有一部份的原因源自於這樣的背景。

本章裡將具體說明我在「停藥診療科」所面臨的挑戰與對策。

2. 「不用毒的排毒」才是治療的極致

在近數十年間發生快速成長的疾病，我們統稱為「現代文明病」（編註：即俗稱的生活習慣病）。文明病包括各種癌症，異位性皮膚炎、過敏性鼻炎、氣喘等過敏性疾患，風濕、膠原病等自體免疫疾病，潰瘍性結腸炎、克隆氏症（Crohn's Disease）等發炎性腸道疾病以及糖尿病、腦中風、失智症、子宮肌瘤、憂鬱症、發展遲緩等。說起來這些所謂的文明病，無論哪一種都是以前就已經存在的病症，只是，時代經過明治維新，走過戰後，西洋文明席捲而來，大舉登陸日本國內，就連「生病這種事」也受到影響，產生了很大的變化。

發生文明病的原因十分複雜，以飲食為首的生活型態改變、大量使用電器產品、交通發達、3C產品和網際網路使用過度、壓力過大造成身心受創等等，也就是現代生活本身被認為是釀成文明病的重大因子。

接下來的內容將提到同時也可做為改善及預防文明病的九個對策，讀者讀完之後便會了解引發文明病的原因不會只有一個，它是由很多因素交織、相互影響形成的，既然如此，當然也就不是靠某種特效藥就能夠治癒，只能就現實面能力所及的範圍一個一個去應對。對生活在現代的我們來說，想要得到一百分的醫療無異於緣木求魚。

如果要問什麼是治療的極致的話，不就是「不用毒的排毒」嗎？毒究竟是什麼呢？從我們看得見、包括藥物在內的化學物質、有害金屬，到肉眼看不到的有害微生物、電磁波等，都是毒。當然，憂慮不安等負面情緒也是毒，而所謂的排毒，就是協助人體降低毒害，並且將它們趕出體內的過程。

減藥或停藥只不過是一個去除病因的方法而已，而且，它能去除的病因也只不過是諸多病因中的一個而已。不過，對維持健康來講，卻是一個非常重要的方法，這也是我開設的「停藥診療科」的主軸之一。除非事態緊急，否則我不隨意使用既會傷身、又會傷心的「危險藥物」，儘可能使用安全性高的藥或是替代療法。具體來說，有以下九個治療對策。

對策一　改善腸道菌叢

人體的腸道內有超過一百種以上的腸內細菌共生，並且形成腸道菌叢，平時保持動態平衡與穩定，擔負維持人體健康的重責大任，近年來備受矚目。

尤其是大腸，腸道裡就住著總數超過一百兆的細菌群，小腸內側的黏膜組織則有培氏斑塊（Peyer's Patch），聚集了人體約六、七成的免疫細胞，是很獨特的免疫組織。由此可知，如果沒有這些腸道細菌，免疫機能便無法正常運作。

說到腸道細菌，通常被分為「乳酸菌、比菲德氏菌等有益菌，產氣莢膜梭菌、大腸桿菌等有害菌以及不好也不壞的日和鏈球菌等伺機性感染菌」。實際上，腸道細菌並沒有好、壞之分，就拿被視為有害菌的大腸桿菌來說，從它具有促進維生素B合成的功能來看，其實對人體大有益處。

腸道細菌無好壞之分，腸道環境平衡才是重點。無論是有益菌還是有害菌，或者是有益菌變多時，就會跟隨益菌，若有害菌取得優勢，就會幫助壞菌的伺機性感染菌，只有三種菌處於平衡狀態時，才能各司其職，發揮腸道正常的生理功能。所以，保持腸道菌叢的平衡和穩定至為重要。

另一方面，腸道菌叢的平衡，與心理、精神狀態有密切的關聯。讀者們應該有過心情緊張或壓力來臨時突然腹痛的經驗吧？這是因為腸道菌叢和自律神經失衡所致。東京醫科齒科大學名譽教授藤田紘一郎先生在他的著作——《腸內革命》（海龍社）裡寫道：

「讓人們感到幸福的血清素和多巴胺也是由腸道合成並送往大腦。九〇％的血清素在小腸黏膜合成，乳酸菌的數量將影響血清素是否生成足量。多巴胺也是同樣的狀況，只有足夠的乳酸菌才能產生足夠的多巴胺。血清素也是身體製造褪黑激素的原料，褪黑激素具有促進深沉睡眠的功能。由上可知，腸道如果健康，我們的身體會健康，情緒也會穩定。

不過，腸道和腸道菌叢具有非常敏感的一面，飲食和污染物質就不用說了，壓力也很容易打亂它的穩定和平衡。」

換句話說，腸道和腸道菌叢在承受污染物質和壓力的狀態下，奮力維持機能運作，日復一日。因此，改善我們的腸道環境是治療疾病的重點之一。對腸道有益的飲食型態，同時視需要額外補充益生菌則是主要的改善方法。

對策二 改善扁桃腺、上咽喉、鼻竇（Paranasal Sinuses）所在的口腔環境

人體的嘴巴、喉嚨、鼻子是外物入侵的入口，當然是治療重點中的重點。先來看扁桃腺，它和腸道都是人體免疫的防衛關卡，一旦罹患慢性扁桃腺炎，可能連遠離扁桃腺的腎臟、心臟都會發生病變，甚至於皮膚也無法倖免。扁桃腺炎是典型的「病灶感染（編註：十九世紀末曾流行一時的疾病理論，當時認為口腔部位的感染會造成全身性疾病，扁桃腺炎、蛀牙、牙周炎都是病灶感染）」，扁桃腺就是病灶。

時至今日，普遍認為上咽喉、鼻竇、齒科相關的慢性發炎都會誘發病灶感染。關於這部分，可利用上咽喉擦過療法（請見本書第一六六頁）、矢追過敏療法（見本書第一六四頁）以及中醫藥等進行積極治療。

齒科治療上常見的補牙、牙冠牙釘、矯正牙套、假牙等補綴物、牙材中含有的金屬，被認為潛藏著影響健康的危機。牙材金屬可能會產生電磁波天線的功能，因而增強電磁波的暴露量。銀粉是常用的補綴材料，但銀粉中的「汞」是有害物質，可能會造成有害金屬污染。此外，咬合不良問題則是導致肌肉痠痛、造成精神壓力的原因之一。進行過根管治療抽掉神經的患牙根部，也很容易成為病菌躲

藏孳生的病灶。有鑒於此，我都儘量介紹具有整合概念的牙醫師給患者。

肇因於病灶感染等慢性感染所引起的自體免疫性疾病，截至今天，還是一個被忽略的領域，如何有效改善口腔環境，以阻止病灶感染擴散，實為必要的環節。

對策三　改善營養狀態

很多現代人都有一個飲食傾向，那就是肥胖卻營養失調。肥胖肇因於攝取太多碳水化合物、肉類、乳製品以及反式脂肪等不健康的油脂，造成熱量攝取過剩，但維生素、礦物質等微量營養素又攝取不足，導致營養失調。

食材本身的維生素、礦物質含量原本就有限，再加上過度使用維生素、礦物質早已被破壞殆盡的加工食品、添加物，久而久之便形成了飲食的惡性循環。如果說改善飲食型態是所有疾病治療的王道，可是一點兒也不為過，因此，我建議對健康有益的飲食療法，並且適當補充營養品。

對策四　改善骨骼和肌肉的狀態

現代人的生活型態很少有勞動身體的機會，活動量少使得大多數人都有運動不足的問題。

運動不足當然會引起肌力下降。肌肉缺乏足夠的力量時，無法做出正確的姿勢，此時身體會牽扯肌肉以保持姿勢的平衡，長久以往便造成了骨骼錯位。骨骼錯位將直接影響人體的結構，進而對神經和臟器的運作形成阻礙，繼而引發內臟疾患、自律神經異常、運動器官病變以及疼痛等各式各樣的病症。

最常發生錯位的骨骼脊椎、薦椎和骨盆。無論是脊椎、薦椎或骨盆，都有脊髓神經通過，所有的臟器也分布於此，這個身體結構如果失衡，人當然會生病。

麻煩的是，正因為X光照不出這些極其細微的錯位，現代醫學往往就忽略了骨骼錯位、肌肉不平衡所引發的疾病問題。我們有必要注入整脊（Chiropractic，脊骨矯正療法）及整體範疇的概念，將骨骼、肌肉調整回到正常位置。我的醫院透過針灸和氣功幫助患者解決這方面的困擾，同時也設有「音樂波動共振床」，利用特殊的治療設備協助患者矯正偏移。

對策五　排除體內的化學物質、有害金屬等

人體就像是一座精密非凡的化學工廠，每天有不計其數、各式各樣的化學反應在體內日以繼夜地進行。假如把非生理性的化學物質、有害金屬投入人體內，就會引發失控反應，這是相當顯而易見的道理。

藥物和疫苗就不用多說了，其他如添加物、農藥、清潔劑等生活用品，幾乎都含有化學物質和有害金屬。對現代人來說，無異於生活在毒的世界當中。

避免攝入有毒物質的努力當然不可少，但再怎麼努力，難免會有漏網之魚，這時候就需要積極的排毒作為了。我的醫院常用的排毒方法有純天然的保健食品以及排毒減敏點滴。

對策六　避免接觸電磁波、靜電

電器產品已經成為現代人生活上不可或缺的日常用品。要提醒大家的是，電器都有電磁波，電磁波對人體健康會產生不利的影響，同時，也會使人體產生靜電。

人類的身體本來就存在著微弱的電流，一旦有強度高出好幾百倍的電磁波自外

界襲入，當然會擾亂我們體內既有的微弱電磁場，若因此誘發身體異常，一點也不奇怪。受到電磁波的影響，我們的皮膚、大腦、脊髓等會開始累積靜電，久而久之人就會對人體造成傷害。除了生理病變以外，也會引起精神方面的疾病。就現實面來說，現代人不可能在完全沒有電磁波的狀態下治療文明病。

大家可以轉頭看看我們的周遭。筆電、手機、電視、遊戲機、Wi-Fi等無線寬頻以及電磁爐、冷暖氣機、電動車等，沒有一樣不發出強力的電磁波。

兩腳插頭的電器是很大的盲點，因為電器如果沒有連接地線，電磁波就無法被屏蔽，只要待在這個空間裡的人，全部都會受到影響。

除此之外，距離變電箱或基地台太近也很危險。跟歐美比起來，日本的基準訂得太寬鬆了。

對以上的陳述有所了解以後，日常生活中就應該儘量避開電磁波。關於如何因應無所不在的電磁波，我做了些建議，同時也會介紹一些可屏蔽電磁波的產品。

對策七 預防及治療微生物感染

免疫力低下的人，無法抵禦病菌侵襲，很容易受到外部感染。一旦受到感染，連平常對我們不會有任何影響、寄生在我們體內的共生菌，也會成為致病的原因。尤其是特別容易被我們忽略的真菌、念珠菌等黴菌，往往因為不當使用類固醇、抗生素等藥物，致這些黴菌大量繁殖造成健康危害。關於這一點，已經在前面說過了。讀者們務必要自我提醒，當用則用，但絕對不能過度使用。

寄生蟲也是另一個很容易被忽視的問題。佐賀的矢山診所院長——矢山利彥醫師指出，近幾年來，有越來越多民眾發生糞小桿線蟲感染症（又稱為糞線蟲感染症）。它的感染途徑大多是蟲卵經由施肥間接污染栽種的蔬菜，人體又因為生食到有蟲卵附著的蔬菜而發生感染。同樣的，當不當使用類固醇等藥物時，也會讓糞線蟲大量繁殖，增加身體慢性發炎的風險。

為了避免受到這些病菌、微生物的感染，除了提高免疫力以外，必要時應直接對致病微生物進行治療。治療方式可以利用保健食品，不過，在某些情況下需使用抗生素直接殺死微生物。

對策八 維持體溫，提升免疫力

健康的人，體溫經常保持在恆定的狀態，以人體中心部位的體溫來說，約在三七．二度左右，體表溫度最低，大約是三六．五度上下。不過，現在卻有越來越多的人出現體溫偏低的現象，「只有三五度多一點點」。

「體溫每下降一度，免疫力便會降低三〇％。相對的，體溫每升高一度，免疫力就會提高五、六倍。」從這一點來看，體溫偏低並不是一件好事。

體溫之所以偏低的原因，無非是現代人的生活型態不良所致，運動量過少，營養攝取又失調，加上藥物和添加物等有害物質氾濫，結果造成新陳代謝率變慢，體溫也隨著下降變低。不良的生活型態當然要導正，不過，反過來透過保暖等方法讓體溫上升，就可以提高身體的新陳代謝率及排毒功能。

增強免疫力可以讓我們得到不容易生病的健康體質，它的重要性不言可喻。日常生活中務必要注意不要讓體溫下降，變成低體溫。我的醫院也會指導患者如何提高身體的溫度。另外，矢追過敏療法等特殊療法也能夠有效提高體溫。

對策九　改變心靈，調整心態

古人說：「病由心生。」不論走過多少個年代，這句話依然是放諸四海皆準。第九個對策可說是集前述八個策略之大全，它能夠影響前面八個策略是否成功奏效，可說是最大的治療關鍵。

就拿生病這件事來說，如果聽到醫生說：「這病不要緊，很快就好了。」本人就好像吃了定心丸似的，病情一天天進步。相反的，如果被宣告來日無多，或者從醫師或身邊的人得到一些負面訊息的話，這些負面訊息就會不停地對本人的潛意識洗腦，洗到後來連恢復的機會都被洗掉了。

說的極端一點，心態若有差池，就算前面八個對策都執行的非常完美，最後也將全部功虧一簣。患者的心理和心態再再影響疾病的復原狀況，不同的心態就有不同的復原速度，這是我行醫多年的親身體驗。小自傷風感冒，大到癌症等重症，全都適用。相信或不相信中醫藥或保健食品的功效，使用後的效果也會產生差異。總而言之，沒有雜念、只有信念的患者，病情恢復的比較快，藥物也比較容易起作用。

對維持健康來說，也是同樣的道理。舉個例來說，對飲食有所堅持的人，「因為害怕生病」，所以食用有機蔬菜。本人若抱著這種想要逃離可怕疾病的心態來面對飲食，不管食材多麼有益健康，也未必能利益到身體。假如轉換成「因為好吃，所以要吃」的心態，就能夠越吃越有益健康。雖然行動沒變，但只要心態改變，最後得到的結果就會截然不同。

了解了八個策略以後，思索如何身體力行當然很重要，不過，不用考慮太多。不勉強、不硬撐才是重點。只要凡事不過度，包括不過度擔心，人類的身體就會自自然然地變健康。縱使有小小的疾病發生，也能夠自然治癒，體內的毒素當然也能夠被排出體外。只要保持心態健康，一切都會變好。

不小心攝入了一點化學物質或暴露在微量的電磁波中，也不用太放在心上，繼續保持樂觀開朗的心態度過每一天，這樣才對健康有幫助。

我的醫院除了提供諮詢以外，也以音樂心理療法、腸心治療、能量點徒手療法以及「音樂波動共振床」等，為患者淨化心靈並調整心態。

3. 替代療法面面觀

一般將西洋醫學以外的其他治療方式，統稱為「替代療法」。將西洋醫學的優點和替代療法的長處結合在一起，替患者診治的醫療行為稱之為「整合醫療」。我目前從事的就是整合醫療。

以我的想法來說，配合個人的身體狀態，用盡一切方法治癒本人的疾病，才叫做真正的醫療。說的更淺顯一點，「只要能夠把患者治好，用什麼療法都無所謂」。

包含民俗療法在內的替代療法，種類繁多，好壞摻雜。有的便宜卻有效，有的昂貴卻無效，林林總總，難以區別，只有試過才能知道有效、無效。外傷救治和急救是現代西洋醫學擅長的領域，沒有其他療法可以與之匹敵。不過，如果講到慢性疾病的話，我就自身的實際經驗來看，很多替代療法的效果都超越西洋醫學。我的醫院基本上是以內科醫療為主，使用替代療法的比重自然比較大。

截至目前為止，我嘗試過的替代療法不下四十到五十種，其中也包括了只進行一小段時間的療法。我從個人的親身體驗中，篩選出鮮有副作用，又確實有效的替代療法，大約有十餘種。

以下便針對這些替代療法做一個簡單的說明。這裡所做的說明並不是全部的療法，只是供讀者參考而已。後半部的療法則是針對肉眼看不到的範疇，也就是心理、情緒和精神方面的治療方法。

【中醫藥】

相信大家對中醫藥應該不陌生才對。中醫誕生於中國，主要是使用藥草（生藥）替人治病，已經有幾千年的歷史了。中醫在日本，從安土桃山時代到江戶時代曾有一段迅速發展的歷史。明治時代，西洋文明傳入日本，中醫漸漸地被冷落。許久之後，近幾年又重新受到重視。

這是因為中醫是整體性的歸納整合，不是把人體的器官一個一個分開來看，所以，西醫不能根治的疾病，有可能透過中醫治療改善症狀。

中醫主要的基礎理論是「五臟」，就是指心、肝、脾、肺、腎。中醫也認為「氣、血、水」這三種肉眼看不見的物質是人體內構成生命的能量。中醫便是依照上述獨創的理論，投以適當的中醫藥治病。中醫藥的藥材取自大自然的藥草，跟西醫的化學藥物比起來，副作用非常少。這是中醫藥的一大特徵。

為了能夠讓中醫藥做最有效的發揮，我鑽研中醫已經超過二十年，到現在仍然在學習中。中醫藥當然不是無所不能，我也常常碰到失敗的無效例子。中醫畢竟是很早、很早以前出現的醫學，對現代文明引起的電磁波、化學物質污染等，難免有力有未逮的瓶頸。

累積了這林林總總的經驗，目前我針對不同的病症都有各種不同的中醫藥處方。有些價格較低廉、屬於保險給付範圍的中醫藥，也具有極佳的即效性，我確信這些處方在改善患者體質方面可以發揮很大的調理效果。

話說回來，中醫藥終究是藥物，雖然說副作用極少，但還是有發生副作用的可能性，所以，能夠不服用最好。我以中醫藥併用其他療法為患者治療，當症狀改善至接近根治的時候，就會停止給藥或大幅減少服用量。

【針灸】

人體內氣、血流動的通路叫做「經絡」。如同大家對針灸的認識，以針刺或火灸刺激經絡以及分布在經絡上、與身體異常有關的特定「穴位（經穴）」，可以達到治療疾病的目的。

現在，全世界對針灸治療越來越熱衷，不過，日本似乎沒有跟上這股熱潮，目前被列入健保給付的針灸項目，仍然十分有限。所幸最近有越來越多的醫師學習針灸，或用來緩解症狀，或用來做根治治療，針灸成為受到矚目的療法之一。我的醫院也聘有合格的針灸師為有需要的患者進行治療。

【矢追過敏療法】

一九八〇年代，矢追博美醫師自費投入過敏治療的研究，成功開發出「矢追過敏療法（Yaoi Impact Charging Theory）」。這項治療技術可說是劃時代治療過敏的方法，矢追醫師還因此受到聯合國及美國總統的表彰。矢追過敏療法原本是為了治療過敏性疾病而開發的治療，後來發現它對過敏性疾病以外的其他疾病，也有治療的效果。

矢追過敏療法類似傳統治療過敏的減敏療法，它是先找出特定的過敏原，然後從過敏原粹取出萃取物，並稀釋成數千萬倍到數兆倍不等的極微小量，再以皮下注射的方式，規律性地將這些萃取物注射到患者體內。注射的施行採適當間隔的漸進式，經過多次反覆的注射，刺激患者的免疫系統，激發並誘導其恢復及發揮最大的自癒能力。

根據矢追醫師的研究，患者在接受過敏療法注射後，體內的多巴胺、血清素、副腎上腺素和腎上腺素等神經傳導物質明顯增加，而且增加的數量是平常的好幾倍。經過數次注射之後，多數患者的體溫上升了〇・五度到一度。體溫升高也提高了免疫力的活性。

矢追過敏療法的治療效果不錯，特別是對過敏性鼻炎、鼻竇炎等過敏，超過半數的患者在第一次注射過後，就可以發現部份的效果。一般的療程是初始階段每星期注射一次，注射幾次後如果症狀進步，就會逐漸拉開注射的間隔時間。治療效果雖然因人而異，不過，通常在規則持續注射後六個月到一年左右出現，患者可以明顯感到體質改善。此後若停止接受注射，就算鼻炎復發，症狀也會變得相當輕微，其中還不乏完全根治的案例，徹底幫助患者擺脫藥物的控制。

由於矢追過敏療法具有提高免疫力的作用，因此，包含各種過敏性疾患在內，對神經痛等慢性疼痛、肩痛、腰痛和蕁麻疹等皮膚病、慢性腹瀉、胃痛都可發揮一定的效果。此外，也可以做為癌症的輔助療法。矢追過敏療法的適用範圍廣泛，當然也可以應用在減藥、停藥上。

【上咽喉擦抹療法】

慢性咽喉炎不只是慢性咽喉炎，它經常是引起各種疾病的病灶。「上咽喉擦抹療法（編註：Epipharyngeal Abration Therapy，日本通稱 B-spot，可參考新自然主義出版的《上咽喉發炎》）」就是將上咽喉發炎部位的黏膜，以來回擦抹刮除的方式刮除掉，促進其新生的治療。

患者在接受咽喉黏膜擦抹刮除的時候，會感到相當疼痛，不過，經過治療以後，很多慢性頭痛、鼻竇炎突然症狀就消失了，有時甚至連腎臟病都可以得到戲劇般的改善。上咽喉擦過療法是仙台的腎臟科醫生——堀田修醫師大力倡導的治療方法，我也是經他啟蒙。

【三井溫熱療法】

溫暖身體是替代療法的基本功。只要體溫上升，就能夠直接使人體的免疫力和排毒功能變的更強，讓自癒力發揮到最大限度。溫熱療法有很多種，我的醫院採行的是三井兔女子女士開發的「三井溫熱療法」。

藉由猶如烙鐵似的溫熱器慢慢在背部、腹部和患部等身體各部位滑動。基本上，患者會感到溫熱而舒適，但當溫熱器接觸到患部或有問題的地方，便會產生熱到發燙的感覺，出現所謂的「火辣辣反應」。由上述人體感熱程度的差異探察到問題點時，即將熱能注入患部，以溫熱效果提高免疫力和自癒力。

三井溫熱療法有別於其他種類的溫熱療法，按部就班確實接受治療，可以收到非常好的效果。

本院採用專業治療用的三井溫熱儀，同時由三井溫熱療法師操作進行治療。

【營養療法】

對維持人體健康來說，營養均衡是最重要的環節。想要擁有均衡的營養狀態，需要仰賴我們的日常飲食。然而，受到化學肥料和農藥的污染，近幾年來出現的狀況是食材當中的營養素質量已經大不如前，比方說蔬菜，維生素和礦物質的含量都有顯著的減少。在這種情況下，可以考慮利用保健品等額外補充營養。

尤其是礦物質，諾貝爾化學獎得主萊納斯・鮑林（Linus Carl Pauling）博士說：「人類所有的疾病皆歸因於缺乏微量礦物質元素。單一礦物質無法有效地運作，為了維持人體健康，需要均衡地攝取各種礦物質。」

由此可知，想要獲致健康，礦物質絕對是人體不可或缺的營養素。

礦物質在人體內的功能多到說不完，說它是維持一切生命活動的基礎也不為過。舉例來說，三磷酸腺苷（Adenosine Triphosphate，簡稱ＡＴＰ）是人類所需能量的來源之一，它的合成需要透過檸檬酸循環（Citric Acid Cycle，亦稱三羧酸循環Tricarboxylic Acid Cycle），想要維持檸檬酸循環正常運作，需要有錳、鈷、鎂和鐵等礦物質參與反應。

礦物質同時也是身體許多酵素的輔助者。酵素扮演著生物體內的觸媒角色，生物體內的化學變化幾乎都要在酵素的催化作用下進行。酵素的種類繁多，有代謝酵素、消化酵素、乙醛分解酵素等等，已知的酵素就已經有五千種之多。酵素需要礦物質，如常見的鋅、鎂等的輔助，才能完成各種任務。

除了上述功能以外，鈣和鐵是構成人體骨骼和紅血球主要主要成分，鈷和硫參與維生素的活動，鈣和鈉與肌肉收縮和神經傳導有關。礦物質還會左右情緒和認知功能，影響荷爾蒙的合成，連去除自由基、抗癌作用都需要它，的確是生命的根源，不容忽視。

我在疾病治療和減藥療程上所使用的礦物質營養素補充品，會選擇都能輕易被人體吸收，萃取自礦物的天然礦物質。

對人體而言，維生素的重要性不亞於礦物質。維生素是幫助酵素反應的輔酶，同時也是合成蛋白質的必要不可缺營養素。

現代人容易偏食，又常常利用超商便當、速食品解決三餐，長期下來就會出現維生素、礦物質等營養素不足的狀況，結果也造成了類似憂鬱、情緒不穩、極度倦怠等病例越來越多。有些醫生不察，沒發現這些症狀其實是由維生素不足、礦物質不足所造成的，把它診斷為其他疾病，開藥讓患者服用。這樣的案例很多，不是嗎？我們不得不慎。

我會選用醫療專用的綜合維生素（Healthy Pass 公司）作為患者的維生素補給品，可以一次補充十三種人體必需的維生素。

其他容易發生不足的營養素還有覆蓋在神經細胞外側的重要物質——脂肪酸，以及生命活動不可或缺的酵素等等。我的醫院在為患者進行飲食指導時，也會視狀況建議補充omega-3營養素或酵素保健品。市面上的營養素、保健品為數眾多，品質參差不齊。讀者本身在選擇時，慎選製造廠家非常重要。

【音樂心理療法（Platonic Counselling）】

音樂心理療法的原文雖然有counselling（諮詢、輔導）這個字彙，不過，治療進行時，並不是交談、對話，而是聆聽特殊的音樂。藉由音樂的頻率誘發大腦產生θ波層次的腦波，使人進入接近深沉冥想的狀態。此時，身體呈現深度放鬆，隱藏在內心深處的各種緊張、焦慮、不安等負面情緒會慢慢地被淨化。音樂心理療法能夠改變人的潛意識，使精神安定下來。

煩惱若是減輕了，不只是心情會變好，身體的病痛也會復原得更快。

接受這項治療的患者，只需要戴上耳機聽音樂，這些音樂劇有特殊的聲波（Transit Academy製作），音樂的內容可能是流行歌曲，也可能是古典音樂。

幾乎所有接受過治療的患者都表示，雖然只是用耳朵聽而已，可是，說也奇怪的就會油然升起放鬆的感覺，有的人不由自主地開始流眼淚，哭完後感到豁然開朗；有的人則反應眼前出現了美麗的風景。

音樂心理療法的原文 Platonic（柏拉圖式）一字，源自古希臘的哲學家 Plato（柏拉圖）。柏拉圖曾經說過：「音樂和旋律是一條能夠直達人類心靈最深處的路。」針對有心理方面困擾的患者，當然會使用音樂心理療法，另外就是對進行減藥、斷藥的患者，也會在療程中搭配使用。

【腸心治療】

腸道被稱為「第二大腦」，由此可知人類的大腦與腸道息息相關。一般認為我們經歷過的事由大腦負責記憶，不過，這些事帶給我們的情緒感受，則是積存在腸道，所以不是刻骨銘心，應該是刻「腸」銘心。腸心治療便是著眼於此。

壓力如果蓄積在腸道，腸道就會變硬，利用特別的方法藉由水的波動特性按摩、刺激腸道發硬的部分。當患者的腸道恢復原本的柔軟度時，不只是身體，包括內在的心靈不再被壓抑，完全被釋放出來了。

原本積壓在心底、始終揮之不去的不安、煩惱和愁苦因此消失，患者心情變得開朗、愉悅，壓力獲得解放。只要治療確實到位，被釋放掉的壓力不會去而復返。

我的醫院積極建議有心理困擾的人、正在進行減藥、斷藥療程的人，以及有腸躁症等壓力性胃腸疾病的人，可多多利用腸心治療做情緒管理。

【能量點徒手療法】

能量點徒手療法（Access Bars）是一套起源自美國的心理療癒系統，現今全世界各地都有經資格認證的觸療導師，日本也不例外。觸療導師只是碰觸患者頭部的能量點，本人立即有頭腦清醒了一半的感受，原本一直積壓於心的負面情感、不願回想的記憶，在接受治療後逐漸消失，患者的意識開始改變，就像做了一場腦部 Spa 一樣，全身精氣神都飽足、舒暢了。

【氣功、能量療法】

用心「以手撫觸」不舒服的地方，說也奇怪的，就覺得沒那麼不舒服、沒那麼疼痛了。大概有一股「氣」，也就是能量通過該處吧。

「氣」，肉眼看不到，正因為如此，可能有人會覺得談氣荒誕不稽。不過，我倒是認為氣是應該被積極利用的資源。

我學習過很多種能量療法，其中最常使用的首推由 Perfect Harmomy 公司的

「TDE（Transen Dental Energy）」。此外，也會穿插使用日本氣導術學會的氣導術。這些能量療法和所謂的中國氣功並不一樣。

我利用這些能量療法替患者進行肌肉、骨骼、脊椎的調整，以及壓力、疼痛的緩解。效益當然不是人人相同，不過，確實有患者在體驗完能量治療後，明顯地感受到前後差異，效果猶如戲劇般神奇，我雖然不明瞭為何會產生這樣的變化，但遇到治療出現瓶頸的病例，通常都會建議患者先進行能量治療。

【音樂波動共振床】

只要躺在床上聽音樂就能夠調節生理和心理，甚至可以誘導潛意識放鬆。這一張具有神奇魔力的床就是 **Logostron** 公司開發設計的音樂波動共振床（Acoustic Bed）。我的醫院也利用它來做名為「骨傳導（Bone Conduction）」的整體性治療，實際上，當患者躺在該治療床上時，音樂的波動也同時作用在本人的情緒和意識上。體驗過音波共振床的人，躺下的時候就覺得不可思議，療程結束以後，心靈彷彿被洗滌過一般，全身上下、內內外外都是輕鬆自如的感覺。

我的醫院除了音波共振床以外，也配置有具測定波動功能、可適時調整治療的波動儀器，同時也使用波動水進行治療。針對癌症患者的補助治療方面，另有高濃度的維生素C點滴、萃取自褐藻及昆布的營養強化食品——褐藻醣膠（Fucoidan）、提取自葡萄籽，具抗癌效果的營養保健食品。其他替代療法還有以有機栽種，無農藥、無化肥的藥草製成的抗菌保健食品、蜜蜂採集各種植物樹脂萃取液，再混合自身的酵素分泌物而成的蜂膠、燒製木炭時的副產品——木酢液、可有效改腸道環境的乳酸菌保健補充品等，我都會視情況積極搭配使用。

最後，我想再說一遍，停藥也是一個效果恢宏的治療方法。

總而言之，對任何人來說，「能夠從醫院畢業的治療」，才是最重要的。如果把人生中最寶貴的時間都花在前往醫院的路上，不是徒然浪費嗎？

第 5 章

自己也辦得到的「停藥科」

——不用藥也能安心的日常建議

1. 沒有非做健康檢查不可的道理

標準值的訂定是為了製造病人，何必隨之起舞？

基本上，醫院是人感到不適，或身體出現什麼異狀時才去的地方。每天都過的精神奕奕、活力十足的人，實在沒有必要去醫院做健康檢查。

聽到我這麼說，想必大部分的人都會持相反的意見：「不是說疾病要及早發現、及早治療嗎？不做健康檢查，哪裡能夠安心？」

假如「不做健康檢查，真的會天天提心吊膽的話」，那麼，這份不安已經埋下使身體出狀況的種子了，所以我才會提醒大家不需要特意上醫院去做健康檢查。聽起來可能有些矛盾，簡而言之，我想表達的是安心勝過一切。

我希望大家能夠先了解健康檢查有其不為人知的一面。「健康檢查這套系統的運作，與其說它是為了促進人們的健康，有時反而是為了找出病人，然後把他們送進醫院去吃藥。」

大家不妨拿出健康檢查的報告重新看一次。判定健康與否的方法很簡單，就是把檢測值和標準值拿來比對一下，看到底是A、B、C哪一級，是不是很多時候都比自己想像的還要糟糕許多？所謂「病由心生」，光是這樣的報告就足以讓人胡思亂想自己是不是生了什麼病？

如果被醫生診斷為有「高血壓」、「高血脂」、「高血糖」，結果就是讓越來越多的人抱著「我是病人」的心理過日子。

如果醫生說：「胃部長了息肉，要安排再做一次檢查。」結果就是讓人懷著忐忑不安的心理等待做進一步的檢查、等待進一步檢查的告出爐。最後若得到「正常」、「觀察即可」的答案，可能會忍不住嘟囔：「害我擔心受怕了好幾天，把那幾天還給我」吧？

如同我們在前面提及，對於那些過度嚴苛的標準值，沒有必要太在意，因為那些標準值的設定是「為了製造病人，設定的依據本身就有問題」。既然標準值沒有太大的實質意義，又何必做健康檢查呢？

人本來是健康的，卻因為做了健康檢查，被判定為生病，過不了多久，就真的變成病人了。面對這種事，我們要說恕難從命，不是嗎？能夠讓「一年做一次健康檢查的神話」破滅的人，只有患者自己。

2. 對於疫苗接種，民眾只有願不願意的權利，沒有必須接受的義務

打了預防針也沒有預防作用的矛盾

每當入冬之際，就會看到政府不斷地宣導要民眾趕快注射流感疫苗。過沒多久，還會看到「疫苗不夠用」的新聞，藉此鼓動民眾接種疫苗。循規蹈矩的人就會趕緊去醫院，因為「我也必須要打預防針。」

最近，電視廣告也開始強力放送：「肺炎鏈球菌疫苗可望降低感染風險，六十五歲以上長者應每五年接種一次。今年符合接種資格的長者……。」

回過來想想，疫苗真的有需要打嗎？疫苗真的有效嗎？

實際的情況是疫苗不但沒有降低感染率，而且還可能引起嚴重的副作用。讀者也聽過類似的報導，不是嗎？

知名的「前橋研究報告」就是最佳的例證。一九七九年，群馬縣發生一起學童接種流感疫苗後發生痙攣的案例，群馬縣前橋市醫師學會以此為契機，在停止施

打疫苗的同時，展開歷時五年的疫苗功效研究。他們以停止接種的前橋市、安中市為實驗組，持續施打的高崎市、桐生市、伊勢崎市為對照組，比較兩組的流感發生率。

五年後的一九八四年，也就是要公布結果的那一年，剛好遇上流感大爆發。報告指出：「有沒有接種流感疫苗，對於降低流感的發生率並沒有幫助。再比較流感痊癒後體內抗體的數量，實驗組體內產生對抗病毒的抗體明顯比對照組多很多，說明未接種疫苗者建立了較強的免疫系統。」

又如國立感染症研究所也有報告（二〇一二年）指出：「麻疹感染病例當中，有六六％的人已接種麻疹疫苗。感染麻疹的男性患者當中，有七六％的人數接受過疫苗注射，女性患者則有六五％的人數接受過麻疹疫苗注射。」

既然已經打過了疫苗，不就應該有足夠的保護力，罹患率應該是零或者不到五％，不是嗎？有人說：「還好打了疫苗，症狀很輕微。」這些話聽起來只不過是替疫苗無效緩頰的說辭罷了。

現在的人從一出生就預防針打不停，小孩還不到一歲就已經定期接種十次之多的疫苗。

之後還要再繼續接種，厚生勞動省怎麼說，做父母的就怎麼做，一直到七歲，大大小小的疫苗已經打了超過三十次以上。

其中也包括了小兒痲痺疫苗、白喉疫苗、日本腦炎疫苗這些在日本幾乎已經絕跡的疾病的預防接種。如果計畫前往有疫情地區者，當然要接種，除此以外，很多疫苗都是不需要打的。

在這裡讓我們一起了解一下醫學及人體常識中很基本的一個基本項目。人體可以容許異物（食物等）從外面進入到體內的地方，只有口部。異物被口部攝入後，需先經過扁桃腺和胃腸道的免疫檢視，再透過肝臟的解毒作用，才能真正進入體內。異物如果透過注射或點滴的方式進入，就完全沒有經過這些安檢程序，因此，用來注射或點滴的物質必須完全滅菌，而且講求精純。

相對於此，疫苗雖經過滅菌，卻仍是各種物質的混合物，具有毒性的疫苗直接被打入人體內，全然沒有經過免疫和解毒。關於疫苗的這一點，我們應該先有所認識。

究竟哪些疫苗是真正被人體需要的？我們應該自己探求答案、自己做判斷。這時候很重要的一點是正、反兩方的意見都要聽。

曾經在媒體上掀起一陣議論熱潮的子宮頸癌疫苗，果然是打不得的疫苗。從來就沒有打了疫苗就不會得子宮頸癌這種事，而且，關於子宮頸癌疫苗的效果，連報告都說：「十萬人當中，僅七人有效。」

我們也常聽到許多人在接種子宮頸癌疫苗後，出現強烈疼痛、痙攣、濕疹等嚴重後遺症的報導。以下介紹的是我醫院所碰到的真實案例。

病例五　子宮頸癌疫苗接種後遺症

【患　　者】十五歲女學生

【來院原由】國中一年級時，接受子宮頸癌疫苗預防注射。第一劑注射後，連續三天出現全身關節疼痛、頭痛、噁心等症狀。第二劑、第三劑施打時，也發生同樣的情況，但此後症狀並未消失，一直反覆持續。她來院求診的當時，症狀時好時壞，這一週覺得比較舒服，下一週就會出現嚴重的頭痛、倦怠及噁心感，尤其是月經來潮前越發嚴重。

女學生第一次來院初診，我立即使用一種叫做礦物質有害金屬檢測分析儀（Ori-goScan）的特殊儀器，替她檢測細胞組織內的礦物質狀態。

子宮頸癌疫苗的毒性之一，來自其成分含有有害金屬。檢測結果，發現她體內的鋁含量非常高。鋁的毒性會導致神經系統和腦部的問題，被懷疑與失智症有很大的關聯。

於是，我決定替她排除掉體內的毒素，並且指導她服用礦物質保健食品。三個月過後，她的頭痛和噁心症狀減輕了二、三成，我再追加具有排毒效果的另一種礦物質營養補充品——矽素。又經過了一個半月，再次回診時，全身無力、倦怠感等症狀也有大幅改善，不過，一週病情較輕、隔週就變嚴重的週期仍然依舊。她在施打疫苗時，可能受到的驚嚇，施打之後又出現種種症狀，影響到精神、情緒，於是，我同時使用心理治療。如今，女學生復原得很好，變的很有朝氣。

這是一個很明顯的接種子宮頸癌疫苗後，出現嚴重副作用的病例，而且，類似的案例還有很多起。厚生勞動省至今仍然獨厚子宮頸癌疫苗，將其列為接種推動政策，實在令人不解。

民眾不僅是對子宮頸癌疫苗沒有接種的義務，其他疫苗如流感疫苗、肺炎鏈球菌疫苗，通通都沒有接種的義務。除了少數特殊的疫苗以外，民眾有的是接種的權利。

也就是說，不打疫苗只是放棄權利而已，不會衍生其他問題。

如果醫師或保健師（編註：日本特有職業，台灣也有但不普及）強迫民眾接種，那就是違反法律的行為。

想接受疫苗注射的人就按自己的意願去接種，我從來沒有阻止任何人接種的意思，只是想把形成我的想法的書籍、資訊等，也讓對疫苗有所質疑的人知道。當然，無論是誰都有打跟不打疫苗的自由。

3.「健康魔人」都不是健康的人

一點點不健康並無所謂

「健康」是一股流行了三十年的全球性熱潮，這裡面蘊藏了人類無數個「老康健，吃百二」的願望。

說起來這是件好事。不過，為了追求健康走火入魔，做到「健康魔人」的地步，可就值得商榷了。凡事都要「有益健康」，舉著健康的大纛斤斤計較，結果演變成類似強迫症的行為，精神放鬆得了嗎？

這些人沉溺在堆積如山的各種醫藥健康相關資訊裡，一板一眼地予以實踐。就我個人的解讀，這個現象的背後其實隱藏著害怕生病的焦慮與不安，為了消除這種不安，選擇用理論把自己武裝起來。實際上，前來我醫院求診的「健康魔人」，臉色一樣帶著病容，表情透露出驚懼與不安。基於個人的親身實證，我敢斷言：「『健康魔人』都不是健康的人。」另一方面，一旦變成了「健康魔人」，對飲食、營養保健品、運動、睡眠等等，無一不會產生嚴格過度到走火入魔的地步。

例如「不使用農藥的有機蔬菜有益身體健康」，所以，為了健康除了有機蔬菜以外，一概不吃。「走路有益身體健康」，所以，為了健康每天長距離、長時間的走路，走到腿都不聽使喚了還是繼續走。

「補充豐富的維生素、礦物質有益身體健康」，所以，聽到哪一個保健食品好，就迫不急待地去買，買到家裡的保健食品堆得像山一樣高。

「每天睡七個小時有益身體健康」，所以，偶爾遇到睡不著的時候，為了睡滿七個小時，決定吃安眠藥。

諸如此類的例子，看似有益健康，但壓力早已如影隨形，只是讓健康離我們越來越遠而已。

帶著一臉悲壯的愁容實踐健康法，反而會帶來反效果，損害我們的健康。為了身體著想，終結「健康魔人」吧。

4. 自我照顧最重要的是「持之以恆不勉強」

偷懶一下不會生病

在日常生活中把自己照顧好，當然是維持健康的不二法門。講到自我照顧，最重要的是「持之以恆不勉強」。再怎麼效果宏大的自我照顧方法，只要勉強去做，一定無法持續。「強迫自己去做不喜歡的事，一下子就累了，但如果是自己感興趣的事，做多久都不覺得累。」自我照顧也是同樣的道理，要從中挖掘出「樂趣」，才能日復一日，長長久久。

雖然說要「日復一日」，也排定了每天的日課，不過，沒有照表操課也不用太在意。碰到意興闌珊的時候，不想做就別去做，偷懶一下沒有達標也無所謂。最怕「沒去做就覺得有罪惡感，沒達標就覺得沮喪」，因為這種事就懷著自責的心理，本人的心生病了，不是嗎？

偶爾偷懶不會讓自己生病，因為偷懶而產生自責的心理，才會帶給身體負面的影響。作者本身屬於大而化之的性格，不喜歡做麻煩的事，因此，讓自我照顧走入日常，把簡單、輕而易舉的事融入日常生活當中。

稱不上是健康方法，不過，是對健康有益的生活習慣，包括「一天只吃一、兩餐」。空腹會讓身體變輕、讓思考更清明，可以促進健康，而且，只要不吃東西就辦到了，非常簡單。

不過，碰到旅行、應酬等情況，也會視情況一日吃三餐。所以，不會感到喪氣，反而能夠享受飲食的樂趣。

再介紹一個健康習慣，把目的從健康轉換成其他動機。譬如說女性讀者泡半身浴「可以得到瘦身美容的效果」。泡半身浴有助於控制體重，還會讓肌膚變得有光澤，這是一個多令人愉悅的動機啊。另外，別忘了照鏡子的時候要微笑，鏡中的笑容將成為繼續努力的動力。

接下來，我想要介紹幾個輕輕鬆鬆就能做到的日常自我照顧方法。讀者們不需要全部都做，如果「看到覺得不錯的，做起來不困難的」，不妨抱著輕鬆、愉快的心情挑個兩、三種來試試看，執行率七～八成左右就足夠了。

飲食療法（少食療法＋低碳水化合物飲食＋調整飲食順序）

飲食療法的種類非常多，不過，大部分的飲食療法設下太多條件，如果一項一項都要照單全做，很容易因為彈性疲乏半途而廢。個人的身體狀況和好惡不同，當然也會有某種療法適合自己或不適合自己的情況發生。

本書介紹了三個飲食療法，也就是我的醫院指導患者進行的飲食療法——「少食療法」、「低碳水化合物飲食」以及「飲食順序調整」。基本原則是不需要花太多錢，同時可以互相搭配應用。

第一個飲食療法是「少食療法」

少食療法又稱為「半日斷食」，也就是一天只吃一～二餐的飲食模式。剛開始少食的人會產生強烈的空腹感，令人無法忍受，不過，大部分的人經過幾天之後就會習慣。

少食對人體最大的效益是抑制體內消化酵素消耗，增加代謝酵素的活性，使免疫力提升、細胞再生，而且還能夠促進排毒。腸胃在斷食期間得到了休息，腸道菌叢剛好也趁此機會調整。

此外，因為只有一餐的緣故，這樣更容易有餘裕可以購買價格高，但品質相對也好的食材，同時還能夠降低有農藥殘存、含添加物、經過基因改造等問題食材的攝取量。只吃一餐，飲食上的支出當然就減少了，而且，體重也能跟著減輕，意外收到減重的效果。再者，吃一餐比吃三餐更容易讓人體會到飲食的樂趣。覺得吃飯是件開心的事，無形中增加了幸福感，對健康來說非常要緊。

第二個飲食療法是「低碳水化合物飲食」

這也是一個非常簡單的飲食模式，只要儘量少吃米飯、麵條、麵包等碳水化合物、砂糖等糖類以及澱粉質高的根莖類蔬菜就可以了。不需要麻煩的計算卡路里，也不用挨餓忍受空腹感。

低碳水化合物飲食不一定要完全限制糖份的攝取，只要在能力許可範圍內儘可能避開就好。對前面介紹的少食療法怎麼樣都不習慣的人，嚴格執行低碳水化合物飲食不失為一個好方法。

第三個飲食療法是「調整飲食順序」

簡單來說，就是把用餐的順序改成先吃蔬菜、海藻類等富含纖維質的食物，再吃魚類、肉類等蛋白質，最後才吃米飯、麵包等碳水化合物。

優先攝取食物纖維有助於防止飯後血糖急速上升，又能較快獲得飽足感，不用特別計算吃進了多少卡路里，就能夠有效抑制過飲過食發生。

以上三種飲食療法可視個人健康狀況，做各種不同的搭配組合。例如糖尿病患者，應該以低碳水化合物飲食為主，同時調整一下三餐的飲食順序，先吃菜，最後再吃飯。有風濕問題的人，應該以少食療法為主，再加上少量的低碳水化合物飲食。

當然，目前身體狀況不錯的人，只要在日常的飲食當中稍微注意一下這三種飲食療法就足夠了。

如果過度壓抑想吃的慾望，或者萬分辛苦強忍挨餓，那麼，無論選擇哪一種飲食療法都沒有意義。我們要在不過度損及飲食樂趣的情況下，改變飲食的習慣，這樣才能享受到飲食療法帶來的成果。

洗鼻子和音節臉部操可以使鼻子順暢

對健康來說，改善鼻腔、鼻竇、咽喉、扁桃腺等部位的環境，非常重要。洗鼻子和音節臉部操可以幫助鼻子呼吸更順暢（請參考新自然主義出版的《上咽喉發炎》）。

洗鼻子是使用食鹽水來沖洗鼻腔，先由一個鼻孔吸入，再由另側鼻孔流出，兩邊輪流，藉此徹底清除鼻腔裡的灰塵、花粉、病毒、鼻水等異物。洗鼻子需要一點技巧，必須謹慎練習，如果操作不當，食鹽水可能進入耳內，引起中耳炎。

音節臉部操是由福岡的未來診所今井一彰醫師所發想。「ㄚ」：張大嘴巴發出「啊」的音；「ㄧ」：嘴角盡量水平向兩邊拉開，發出「伊」的音。「ㄨ」是向前嘟起嘴巴，發出「烏」的音。「ㄅㄟ」：張開嘴巴一邊發出「唄」的音，一邊

音節臉部操

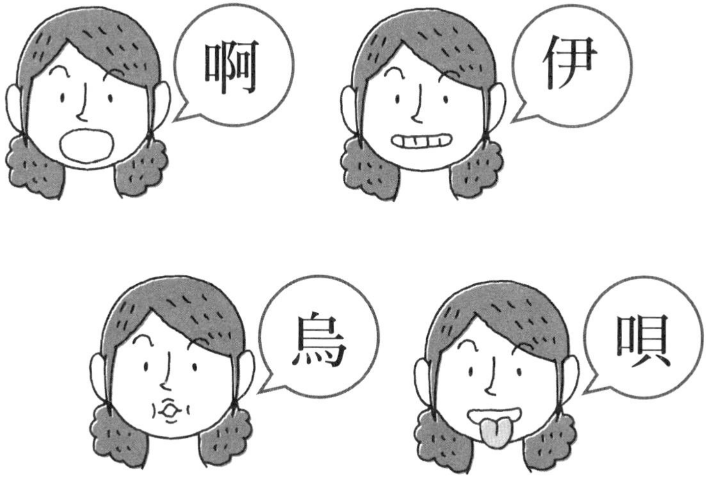

朝下巴方向伸出舌頭。以上四個動作為一組，每天如果都能做上三十次的話，可以收到不錯的效果。

音節臉部操能夠鍛鍊臉部肌肉，可以讓我們自然而然地將呼吸習慣從嘴呼吸導正為鼻呼吸。從鼻子呼吸的話，不僅可以有效預防感冒，還可以促進唾液分泌，唾液中的水分會沖洗掉食物殘渣及細菌，幫助我們保持口腔的清潔。

遠離電磁波的發生源

現代人想要過沒有電磁波的生活，猶如緣木求魚。雖然電磁波無所不在，不過，只要在日常生活中稍微注意一下，就能夠降低電磁波對我們的影響。具體可行的方法有以下幾項。

- 就寢時，不要太靠近電器用品，尤其是頭部應該和插頭、電器用品保持一公尺以上的距離。
- 床墊和床架最好不要選彈簧床墊和有金屬的床框架。
- 不使用電器用品時，隨手將插頭拔掉。
- 建築物室內配線大多隱藏在天井裡和牆壁內，因此，如果可以的話，臥室儘可能設在一樓，床則擺放在離牆較遠些的中間位置。
- 像是洗衣機、電冰箱等大型電器附有接地線的功用，請務必做好接地。
- 身上儘量不要戴金屬飾品。
- 衣物應選擇純棉的製品，儘量少穿容易產生靜電的化纖衣物。
- 赤腳踩在土地或草地上、泡澡時加入礦物鹽等，可以把體內過多的靜電釋放出來。
- 利用礦物質保健食品或鹽滷補充礦物質，藉以中和靜電。

對於電磁波的影響，平常心看待即可，無須太過神經質。只要在能力所及的範圍，儘量遠離電磁波發生源，注意一下遮蔽電磁波，提醒自己釋放體內靜電就可以了。

對電磁波比較敏感的人，使用有效的電磁波防護用品，也是很好的因應對策。我的醫院推薦由仙台的丸山修寬醫師所設計的一系列電磁波防護產品（UNIKA公司出品）。

良好通風帶來室內好空氣

現在的居家環境密閉性很高，很容易成為黴菌滋生、繁殖的溫床。室內除了必須要保持良好的通風以外，掃除也很重要。建議可多加利用具抗菌、防霉效果的木酢液做清潔。

泡半身浴＋穿兩雙襪有助改善寒冷體質

想要改善寒冷體質、提高體溫，泡半身浴加上穿兩雙襪子是不錯的方法。

如同大家所知，半身浴是伸直雙腳坐在浴缸裡，從胸口以下的部分開始泡在溫暖水裡的方法，泡一次半身浴大約需要二十～三十分鐘左右的時間。

浸泡的時候會排出許多汗，平日累積在體內的毒素和脂肪也會跟著汗水一起流出。也就是說，半身浴具有排毒的效用，又因為多餘的水分也會被排出體外，所以同時具有消除水腫的效果。

襪子是溫暖腳部的好幫手，可以選穿蠶絲材質的襪子，外面再套一雙棉襪或羊毛襪。冬季的時侯，就寢時可以使用熱水袋或暖足器。

總之，「頭涼腳熱」是值得徹底奉行的健康原則，因為這樣將百病不侵！

人體若將毒素排出、全身血液循環也獲得改善的話，快則幾天、慢則幾個月，可能會出現起疹子或大量排便、排尿或經血量增加的現象。

碰到這種情形，讀者大可放心，因為這正是體內的毒素透過各種形式排出體外的證據，有些人出現幾週就結束，有些人則會持續好幾個月，但無論症狀出現的期間是長是短，最後一定會穩定下來。這時候身體或許會覺得不舒服，可是，千萬要注意不要做拿類固醇藥膏擦疹子之類的事。

養成每天步行二十～三十分鐘的習慣

很多跟肌肉和骨骼有關的問題，都是因為運動不足和姿勢不良所引起。想要改

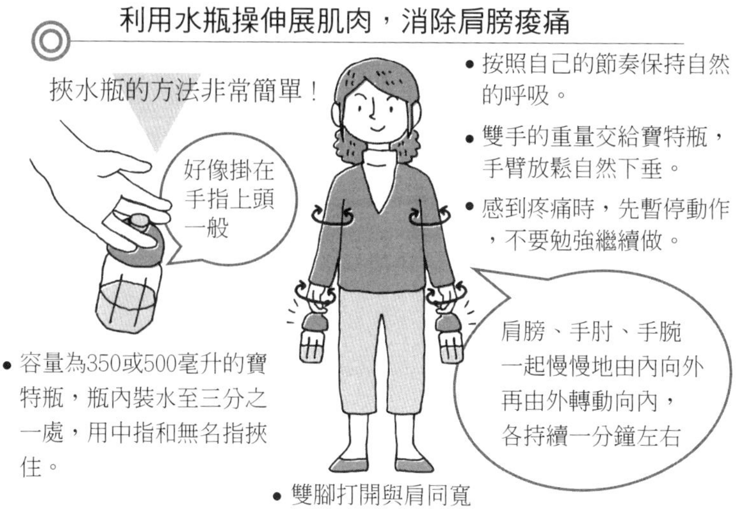
利用水瓶操伸展肌肉，消除肩膀痠痛
挾水瓶的方法非常簡單！
好像掛在手指上頭一般
●按照自己的節奏保持自然的呼吸。
●雙手的重量交給寶特瓶，手臂放鬆自然下垂。
●感到疼痛時，先暫停動作，不要勉強繼續做。
肩膀、手肘、手腕一起慢慢地由內向外再由外轉動向內，各持續一分鐘左右
●容量為350或500毫升的寶特瓶，瓶內裝水至三分之一處，用中指和無名指挾住。
●雙腳打開與肩同寬

出處：2014「日本水瓶體操協會」

善這一類的問題，最有效的方法還是把適度的運動融入我們的日常生活中。

最簡單的運動，首推步行。我們不需要特意走很快，也不需要走很久，只要利用到附近買東西的時候，或者到外頭散步的時候，按照自己的步調走個二十～三十分鐘就可以了。

利用水瓶操消除肩膀痠痛

日本水瓶體操協會所提倡的水瓶操，方法非常簡單。首先準備兩個塑膠瓶，裝了水以後用中指和無名指挾住，雙手自然下垂。接著，肩膀、手肘、手腕一起慢慢地做旋轉的動作

即可。左、右兩手同時由內向外，然後由外向內，各轉一分鐘。

透過水瓶操的轉動，可以讓我們體內的水分和水的波動同步，肩膀痠痛、脖子僵硬等問題也可以獲得有效的改善。

利用頭皮按摩促進血液循環

按摩頭皮的方法十分簡單。先用雙手的食指、中指及無名指等三根手指頭的指腹按摩壓位於頭頂的「百會穴」；接著，小幅度地旋轉揉壓百會穴附近頭皮約五次左右。然後，用五根手指指腹揉動整個頭皮，感覺到頭皮也在輕輕地移動。最後，用大拇指腹輕輕按摩頸部。

自己親身體驗過就知道，做完頭皮按摩以後，整個人感到神清氣爽。百會穴是能夠增進血液循環的養生大穴。頭部的血液循環變好，可以幫助有失眠、頭痛困擾的人減輕症狀，同時對紓緩壓力也有效果。當然，頭髮也會因頭皮血流順暢恢復烏黑亮麗，臉部與頭皮相連，所以也能夠預防臉部水腫。頭皮按摩的美容效果多到說不完，一定要特別推薦給女性讀者。頭皮按摩同時也是名之為「夏威夷沙龍裙體操」（Hawaiian Pareo）的一部分。

百會

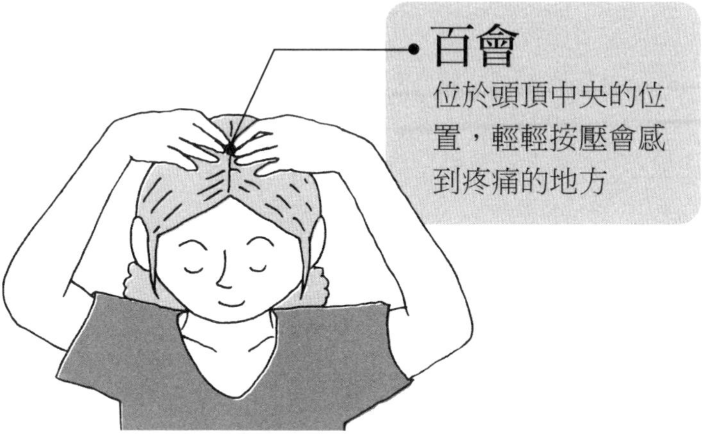
百會
位於頭頂中央的位置，輕輕按壓會感到疼痛的地方

藉由文字療癒心靈（書香療法）

人究竟為什麼被生下？又為了什麼活下去？讀一讀闡釋這些人生根本問題的書籍，可以從中發掘到生命的意義，體會到感恩的重要性，心靈因而被療癒。

我們稱之為書香療法。我最常推薦給患者閱讀的書，莫過於被稱為精神世界領導者的小林正觀先生（編註：日本權威心理學博士）的書了。試著多多接觸書本，不管是講述心靈的書，還是論述哲學的書，請從中找出能夠觸發自身感性的好書。對心理上的自我照顧來說，讀一本能讓自己感到心靈受到淨化、療癒的書，非常的重要。

母嬰的自我照顧

母體所接觸到、累積在體內的毒素，會透過胎盤垂直傳染給胎兒。有不少新生兒一出生就有過敏體質，一般認為可能肇因於胚胎從受孕時，就開始受到來自母體內毒素的污染。因此，在懷孕的過程中，母親必須確實做到前面提及的自我照顧的工作。

至於產後，有兩件事應該謹記並身體力行，其一是儘量避免疫苗接種，其二是延後母乳寶寶的斷奶年齡。現在的保健師和醫師都建議六個月開始就讓嬰兒斷奶，其實有點過早。

嬰兒十個月前腸胃道功能尚未發育完全，如果餵食母奶以外的蛋白質，容易誘發過敏性體質。

我是內科醫生，所以很少有機會替嬰兒、新生兒看診，不過，在有限的嬰兒診療經驗裡，就碰過「寶寶五個月大開始吃副食品，全身莫名其妙出疹子。」或者「晚上開始哭個不停。」無論哪一個案例，只要暫停斷奶，重新回到只餵哺母乳的生活，之前出現的症狀很快的就會減輕。

戰前的日本對斷奶的基本認識是「一歲以後才開始」。戰後，當時最新的「五個月斷奶」育兒法自美國傳入，政府毫不假思索地就採用了。

以「西原式育兒法」聞名的醫學博士西原克成醫生說：「嬰幼兒的很多疾病都和太早斷奶以及用口呼吸有關。」博士認為最佳的斷奶年齡應該是兩歲半，同時也建議讓嬰幼兒吃安撫奶嘴，以促進鼻呼吸。

兩歲半才斷奶，實際面或許有困難，不過，我認為最起碼也要跟戰前一樣，等孩子一歲以後才讓他斷奶。已經開始斷奶的嬰兒，最好儘量避免蛋白質的攝取。事實上，由於太早斷奶造成疾病增加的緣故，美國很早以前就不再鼓吹五個月後斷奶了。

「母乳含有豐富的蛋白質、脂肪、碳水化合物以及礦物質等養分，可說是嬰兒的完全食物。」以上這些理所當然的事，務必要謹記在心。

確實做到自我照顧並持之以恆，相信這是打造「不用藥、不用醫生的身體」的不二法門。請帶著一顆快樂的心挑戰看看吧。

5. 依賴藥物的心靈

藥物有點成了精神安定劑

本書並不是那種教讀者「不要吃藥了，因為藥很危險」的書籍，而是希望大家「了解服藥的危險，謹記只有必要的時候才用藥，而且是聰明用藥」。話雖如此，但每天與藥物為伍的人越來越多，這是什麼道理呢？為什麼有人可以那麼輕易、那麼漫不經心地天天服藥？為什麼有人可以一次吞很多種不同的藥卻毫不以為意？

如果這些藥屬於成癮性高的藥物，或是可以止痛等減輕症狀的藥物，道理還勉強說得通，但是，這其中有多少是降血壓、降膽固醇之類的藥物？血壓、膽固醇稍微高一點，其實並不會產生痛苦的感覺，可是人們還是不停地服藥。實際上，這些服藥的人心裡有苦，他們心中的苦源自於對疾病的不安和恐懼。

我行文至此，不安、憂慮、恐懼、恐怖等字眼，文中出現了好幾次。我們一天到晚聽到「血壓高、膽固醇降不下來會生病」，因而心裡感到害怕是正常的現象。這些是令人心生恐懼的訊息。為了擺脫這些恐懼、這些心裡的苦，人們轉向藥物尋求幫助，希望藉由服藥得到安心。

結果，降血壓藥、降膽固醇藥最後通通都變成了另類的精神安定劑，藥物在今天成為一種讓人安心的慰藉品。然而，從我們把自己交給藥物的那一刻開始，立場就反轉了，我們的人生將逐漸變成不吃藥就不安心、為了安心就吃藥，也就是被藥物控制的人生。

如果讀者透過本書看清楚了藥物的真實面貌，便知道藥物絕對不是一個可以倚靠、託付的對象。藥物之於人類，只不過是一個工具罷了，我們要做的是了解藥物的特性，聰明利用。

從現在開始，跨出反轉立場的第一步吧，把藥當成工具來使用，擺脫對藥物的依賴吧。這時候需要真正替患者著想的醫師和藥劑師，給患者適切的建議。我也加入了線上問診的行列，藉由現代尖端科技的輔助，讓身在遠方的民眾不用親自來院也能夠得到適切的建議。

6. 為什麼「病由心生」？

心靈、意識與言語的世界

我經常使用「病由心生」這句話，因為它實在是一語道破了疾病發生的根源。我們在第三章說過，「戒斷症狀也是由心而生」，心理的狀態會決定戒斷症狀是輕或重。

從醫學上的機轉來看「病由心生」，我們可以從安保徹醫生的研究得到理解。簡單的說，當人長期處於壓力緊張的狀態，會不停刺激交感神經，使得交感神經過度反應，於是，白血球中的嗜中性白血球（顆粒性球）和自由基，就會被大量釋放出來。大量的自由基和持續緊繃的交感神經影響到免疫系統的運作，同時使自律神經的運作出現異常，疾病因此趁虛而入，原有的症狀也因此惡化、加重。

壓力是氣（編註：在日文中氣有心裡的意思）引起的疾病，所以日文稱之為「氣病」，這個詞實在造得很好。

大家來看一下患者的「患」字。患是一根竹串插在心的上面，想要患者恢復健康，就要把生病的心治好，把心上面的竹串拔掉。我認為這是現代醫療必須要做的事。為了治好生病的心，把心上的竹串拔掉，自然得進到人的內心深處去。人為什麼會讓壓力蓄積下來？我從多年的診療經驗中察覺到一件事，那就是大家幾乎都是用相同的模式在累積壓力。壓力是言語製造出來的一種意識狀態。

讀者們看過使用催眠術把酸檸檬變成甜檸檬的電視節目嗎？在催眠術中，催眠師透過反覆的言語暗示，暫時改變被催眠者的潛意識。我們的潛意識認為「檸檬是酸的」，但被催眠者在催眠師言語暗示的引導下，潛意識暫時變為「檸檬是甜的」，結果，酸檸檬嚐起來變成甜檸檬了。也就是說，言語能夠改變大腦的潛意識，潛意識能夠把某種想法或念頭變為現實。

因為長期壓力使生理、心理發生問題、因害怕戒斷症狀使病情變得更嚴重，說穿了這些都是本人一直在不知不覺中，用自己的言語對自己催眠的結果。

否定眼前的狀況，每次想到除了「厭惡」以外，還是「厭惡」的情緒，久而久之，這種「厭惡」感就會在我們的潛意識定型。「厭惡」是心靈的言語，當然看不見摸不著，但卻一直在對本人的潛意識暗示、催眠，最後終於形成全部都是「厭惡」的潛意識。所以，令自己厭惡的現狀其實是自己一手造成的。眼睛看不到的意識，製造出眼睛看得到的現狀。我們越是否定現實，越是容易助長令自己厭惡的情感。類似「厭惡」這種負面的情緒累積得越多，交感神經就會像前面說過的一樣，不停地被刺激進而過度反應。

如此一來，就會形成交感神經過度反應→嗜中性白血球（顆粒性球）增加→自由基增加→自律神經失調、免疫系統低下，最後影響到身體其他部位造成病症，或者覺得戒斷症狀變得更嚴重了。

事實上，人類的心理運作是自身所抱持的情感，含有否定、抗拒的比例越大，得到的結果就是越容易加倍放大否定、抗拒的情緒，使負面情緒變得越來越強烈。

讀者自身的心理狀態如何呢？有「厭惡」、「不安」、「恐懼」、「惆悵」、「憤怒」……等等情緒嗎？所謂的情緒，就是心中的言語的外顯，不是嗎？

換句話說，我希望大家都能體察到心中的言語與潛意識之間的關聯。心理學認為潛意識（無意識）是改變現實的奇蹟力量。心裡有沉重壓力的人，總是在無意識中蓄積壓力，最終都累積轉化為疾患，戒斷症狀也變嚴重了，健康魔人也不健康了。

負面思考的慣性會讓人病由心生，拋開它吧！

有些人很容易落入前面提到病由心生的循環，自然也有人與這種循環絕緣，前者的特徵就是經常反芻想同一件事情。譬如說在網路上看到了某則消息，或者身上出現了什麼症狀，有些人就會反覆思索，以為多想一點就能夠做出更好的判斷，殊不知每次判斷好壞的標準，徹頭徹尾只是「個人認為」的自我標準罷了。

當自己下了否定、不好的判斷，那一霎那負面的情緒也開始如影隨形了。原本是為了安心才在網路上尋找答案（知識），沒想到找到的答案反而讓自己不安心，結果陷入的情緒黑洞，把自己推向本節一開始提到的病由心生循環。

我若是詢問有精神困擾的患者或是表示無法忍受戒斷症狀的患者：「常常在想生病或症狀的問題嗎？」得到的答案幾乎清一色是：「沒錯，常常想。」如果再問：「厭惡、不喜歡的感覺是不是在腦海裡繞來繞去，揮不去也停不下來？」這個問題的答案也幾乎是百分之百回答：「對，會一直想。」對知識反芻思索↓判斷好或

「病由心生」的機轉

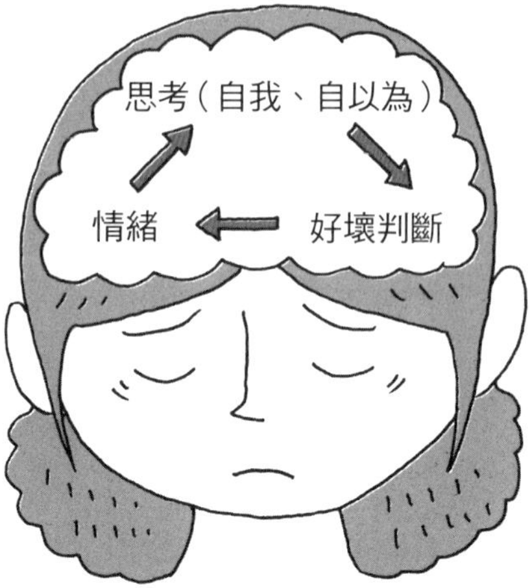

不好↓斷定為不好（否定）↓負面情緒產生↓思考該負面情緒↓判斷好或不好，結果斷定該負面情緒為不好↓負面情緒源源不絕……一個惡性循環就此形成。

也就是說，「思考↓好壞判斷↓情緒↓思考↓好壞判斷↓情緒↓」，像是一個無盡的迴圈周而復始，反覆不斷。我們心中的言語對潛意識的暗示，外顯成為我們的情緒、情感，就好像是慣性一般。這個慣性其實也能夠打破病由心生的循環，將我們從疾病中解放出來。

想要不陷入病由心生的循環、擺脫病由心生的困擾，又該怎麼做呢？

我的回答是「自己的情緒、自己遇到的事，全部用心去接納」。不需要對情緒、發生的事做好、壞的判斷，自我的判斷標準非丟棄不可。話雖如此，可是人還是會在不知不覺中做判斷，一有了判斷，情緒就會湧現。

因此，我有一個建議。既然情緒是心裡的言語，那就先從改變說話做起吧。「常說『謝謝』，好事會發生。」這是小林正觀先生大力鼓吹的說好話運動。只要改變說話的內容，多說一些正面的話，就能夠慢慢減少潛意識的負面情緒（負面言語），「謝謝」就是正向好話的代表之一。

碰到了令人難以接受的事，出現了不安、恐懼、憤怒、悲傷等難以承受的情緒，發生了痛苦難當的症狀，無論何種狀況，都請告訴自己：「我接受。」然後「謝謝」它。剛開始就算是口是心非也要說，試著一次又一次反覆練習，慢慢的，我們會察覺自己的心出現了微妙的變化。試著降低反芻思索的頻率，那麼，在此之前總是去而復返的負面情緒會逐漸消失，症狀也會減輕。經歷親身實踐之後，逐漸朝好的方向前進的成功案例，可說是多到數不清。人的心是靠言語建構起來的，如果我們願意改變說出口的話，就能改變現實。

說正向的話，心靈的禁錮隨著好話被解開，不可思議的驚喜就會來到面前。我們會發現周遭的一切正在慢慢的改變，自己的身體變好了，原本討厭的人看起來變順眼了，好運接二連三地發生，身邊的事彷彿都按照自己的意識在運轉。

讀者們聽過「改變自己就能改變周遭」這句話嗎？這是確實存在的，改變言語，就能改變意識，改變自己的世界。

終章

對今後醫療的七項建言

大家知道嗎？日本現在的醫療支出已經超過了四十兆日圓，而且金額還在不斷的擴大當中。

這是因為生病人口增加的緣故嗎？

還是因為超高齡社會快速來臨的衝擊？

或者是因為周全的醫療行為所導致的結果呢？

醫療費用之所以增加，當然少不了上述這些「因素」，但真正的幕後黑手是包含用藥在內的「過度醫療」。

民眾做了一個又一個沒有必要的檢驗，醫生就把嚴苛的正常參考值套用在受檢民眾的身上，然後判定為生病，接著開出許多藥給被診斷為生病的民眾。因服藥產生副作用，使得身體不健康的民眾越來越多。民眾又因為副作用引起的不適前往醫院求診，醫生又要求他們針對自訴的不適做檢查，然後又開出一堆藥給這些人服用……。

像這樣不斷重複不必要的檢查和不必要的用藥，當然會導致醫療費用巨增。反觀偏鄉醫療、急救醫療、照護等部分，這些是最需要醫療支出投入的地方，然而事實卻非如此。

醫療費用原本就必須用在必要、不得不的地方，難道只有我一個人這麼認為嗎？我在本書的最後，想要提出幾個對今後醫療的建議，同時也做為本書的「總結」。

要節省醫療支出，我們可以做什麼？

政府真的有心想要削減醫療支出嗎？這是一直存在於我心中的疑問。以藥費支出來說，雖然政府致力於通用名藥物的普及化（編註：通用名藥物原文為 Generic Drug，也稱非專利藥、仿製藥，是各國政府自行規定的法定藥物。此類藥物在藥理功效上與專利藥物相近，但因不需向藥物發明者支付專利費，所以在價格上相對便宜），但透過這個手段削減的藥事費用有限。想要有效控制藥費支出並不是無計可施，然而現行政策中卻幾乎是看不到。

先就整個行政體系來說，裡面就涵蓋了以製藥公司、醫療器材公司為首的生技醫療產業群。在這樣的處境下，有心改革的官員、政治家做起事來也會綁手綁腳。

大眾傳播媒體也是一個很大的問題。現在的媒體只要看到一點點的微恙，就誇大其辭，每天、每週不停的大肆宣傳：「這是身體發出的警訊，應該立即就醫求診。」「有一種很有效的藥可以消除這一類的身體不適。」

或許有許多複雜的內情存在這裡頭吧，總之，最後的結果就像是行政體系、醫療產業、大眾媒體形成了一個鐵三角，一同搧風點火，讓民眾陷入健康的恐慌中。總感覺整個社會、還有也會成為病人的我們「被洗腦了」。包含醫師在內，我們所有人所得知的醫學資訊，背後必然隱藏了發信者的意圖，這個意圖就是「要大家都隨之起舞」。因此，現在的情況是與事實不符的假新聞滿天飛，實在令人遺憾。不過，像這樣子的時代也應該要結束了。首先，我們每個人都要從自己做得到的事做起。

最要緊的一個重點是：「就算對方的建議完全出自一片善意，但如果話語中透露著威脅的話，最好能獨立思考一下。」

例如，對方看到血壓或膽固醇的檢測值說：「再這樣下去的話，後果不堪設想。」聽到這句話時，應該懷疑狀況真的有這麼糟嗎？

醫生說：「這個藥要吃一輩子，不能停。」雖然說要把醫生的話聽進去，但也應該試著問問看：「除了吃藥以外，有沒有其他可以讓數值降下來的方法？」「健康檢查可以早日發現疾病，做一下吧。」「注射疫苗可以預防疾病，打一下吧。」聽到這些提醒時，請想一想「真的有需要嗎？」這些真的是促進健康的方法嗎？

而當我們碰到上述狀況時，又該如何判斷呢？簡單的說就是正、反雙方的意見都要聽。現在只要一上網，就能夠很快地在網路上找到各種資訊。看完了正、反意見以後，接著要讓自己的身體說話。如果不覺得身體有什麼異狀，其實不需要做健康檢查。例如：血壓、膽固醇等數值檢查結果為超標，但要是沒有不適症狀的話，也不建議服藥。而預防性疫苗，若是沒有感染的疑慮，也不需要接種。

在把自己交給藥物和疫苗之前，一定要有「不適自己醫，有病自己治」的自覺意識，努力調整生活習慣，避開健康風險。只要我們每一個人都願意改變，醫療費用一定可以大幅下降。

對行政體系及醫療界的建言

我想對醫療行政體系和醫療界提出的建言，多到數不清，不過，在這裡歸納總結成七點。

第一點，現今的醫療太過專科導向，過度注重分科治療，所謂的專家、專科醫師地位崇高，相對的，進行整合性醫療的治療師、醫師，地位就沒有那麼高，而且，人數和素質也是壓倒性的不足。打個比方來說，現今的醫療現象就好比是沒有指揮的管弦樂團。對管弦樂團來說，小提琴絕對必要不可或缺，但全部都是小提琴的話，聽眾（患者）聽起來也不會舒服。就算樂團有指揮，小提琴也不遵照指揮的指令演奏。如果比做成企業的話，就是一家沒有董事長的公司，公司裡頭的部門各自為政，就算每個部門都很優秀，但在各行其事的情況下，結果也是帶給客戶（患者）困擾。

因此，我建議重視西洋醫學之餘，中醫藥、針灸等東洋醫學和傳統的民俗保健方法等也不可偏廢，醫學生和醫師們應該要學習並且身體力行。這些非正規的療法，若不親自參與、體驗，便無從得知好壞，但只要親身實踐，相信可以感受到效果並大開眼界，原來西洋醫學以外的其他療法，也是大有可為。所以，我們應該培養中、西醫並重，能夠將中、西醫結合充分運用的醫師，而且要推崇這種真正的專業醫師，讓他成為名指揮家，與專業的治療師等通力合作，為聽眾（患者）演奏優美的天籟樂曲。

兒童教育也是很重要的一環。從小就灌輸我們的下一代簡單、做得到的健康技巧、飲食療法和呼吸方式等，應該是一個值得考量的選項。這些教育都是為了養成「聰明的患者」。

第二點，醫院、診所等申請醫療保險費用的制度設計與分配，應該由「總額支付制」，改成「定額制＋品質主義」。

現行的「總額支付制度」是每做一次檢查、每進行一次診療都必須支付診所醫師及醫院費用的制度，簡單的說，就是論量、論件計酬，醫師做的檢查越多、開的藥越多，領到的錢就越多。這種設計容易誘使醫療院所提供過度醫療，替患者進行不必要的檢查和投藥。真正堅持以患者為本，將檢查和投藥限縮在最小限度為患者做最有效治療的「紅鬍子（編註：小說家山本周五郎的長篇小說——《紅鬍子診療談》中的虛構人物紅鬍子，為醫德醫術的最高典範，被詡為窮人的救星）」醫生們，實際上是屬於赤貧族，收入完全不如外界想像那般豐厚。因此，現行的給付制度必須改變。

如果改成定額制的話，由於限定了同一疾病的支付金額，醫師若檢查做得越多、藥開得越多，獲利就會越少，一旦實施，醫療費用的支出必定在短時間內大幅下降。

另外，按品質支付的品質主義則有助於讓患者獲得優質的醫療服務。假如患者的疾病被治癒不用再回診，或者恢復至可以停藥的地步，就由患者呈報給國民健康保險局等保險機構，那麼，該位治癒患者的醫師便可獲得加成的給付。

定額制和品質主義的給付設計，不但不會增加患者的負擔，而且，醫師會開始學習「最好的治病方法」，努力不懈地精進醫術，不讓自己變成兩袖清風的「紅鬍子醫生」。

第三點，健康保險制度重新做通盤檢討與規劃。

健康保險本身其實是立意非常良善的一項制度，但是，除了醫療給付設計及分配有問題以外，患者本身也有問題。尤其是個人負擔比例相當低的高齡患者和低收入戶患者，他們對自己的就醫行為很難有成本概念，根本不知道自己看一次病要花掉多少資源，保險也成為某些有心人士鎖定的目標，利用它來賺生病財。

高額醫療制度和醫療費補助制度也值得商榷。化療藥物十分昂貴，一個月動輒五十萬、一百萬日圓起跳，我就曾經聽患者說：「那有什麼關係？有高額醫療制度呀。」老實說，我聽了感到痛心，因為醫療保險的財源都是民膏民脂，可是這些人幾乎無感。

我並沒有要完全廢掉高額醫療制度和醫療費補助制度的意思，對守規矩按時繳納保險費的民眾來說，本來就有使用的權利。只是，適用資格從嚴或者提高自負額，更能夠讓民眾知道預防疾病是自己責無旁貸的事。

第四點，充實介護（照護）保險。日本進入了所謂的高齡社會，老年人即便沒有什麼特別的疾病，但隨著年齡的增長，需要照顧的機率越來越高。不過，目前的現狀是照護經費入不敷出。

如果希望介護保險能夠永續經營，解決之道在於我前面提到的三點確實做到。做到前面三點，醫療支出就可以大幅削減，削減的部分不就可以拿來用做照護經費嗎？

看病的人變少了，醫療從業人員自然跟著減少。這些醫護人力給予照護訓練，並且教導他們健康促進的方法以後，就可以轉進照護現場實踐所學，幫助人們恢復健康。到時候，提高這群照護人員的薪資報酬也是一大重點。照護現場長期面臨人力荒的狀況，過勞問題始終嚴重。

第五點、打破白色巨塔裡的階級制度。

現在的醫療猶如一座金字塔，醫師位在金字塔的最頂端。護理師、藥劑師、醫檢師、物理治療師就不用說了，就連患者也通通都得聽從醫師的指示。

這座金字塔必須要打破，患者和醫療現場的醫護人員應該站在對等的立場，一同討論治療方法，而且，無論進行什麼樣的治療，最終的決定權一定是在患者的手裡。現在醫師和患者或多或少也會做出一些共同的醫療決策，不過，這種醫病共享決策目前顯然是形式大過實質。

除了這座白色金字塔以外，另一座由厚生勞動省站在制高點，遙控醫院、醫師的金字塔階級，也有必要重新檢討。對醫療現場一知半解的官僚，只要下一個指令，就可以號令全國各級醫院、所有醫師向左或向右。我認為擔任醫療職系的技術官員，至少需要有三年醫療現場以及三年急重症現場的工作經驗，當然，照護工作經驗也應該是必備條件。至於行政官員，也應該有三年左右的高齡者照護現場的工作經驗。

第六點，製藥公司的研發能力應該運用在為民眾謀福祉的方向。

從以前到現在，製藥公司為了創造更高的營業額，進行無所不用其極的行銷和遊說，不過，時有所聞的藥害事件，也讓藥廠賠上巨額的訴訟費用，為了彌補損失，只好把訴訟費用轉嫁到藥品的售價上。藥廠悖離了研發與製造新藥的最初使命，好不容易一點一滴累積下來的高水準研發能力、技術能力以及資金資源，就這樣被白白浪費掉了。

製藥公司網羅了許多優秀的人才，製藥公司應該再次檢討研發的方向，讓這些優秀的人才朝向更正面的方向發揮所長，讓人獲致真正的幸福。這個方向應該是可以根治疾病、讓患者痊癒的藥物。病治好了就不再需藥物，製藥公司也就無利可圖。可是，反過來說，只要是可以把病治好的藥，沒有民眾會不支持的。有了民眾支持的基礎，政府也會給予援助，業績及公司規模都會成長到某個程度，不是嗎？

第七點，醫師需要進行意識改革。幾乎是所有的醫生，一開始都是純潔如白紙的社會菁英，我接觸過許多醫生，這句話絕對不是恭維。正因為純潔如白紙，所以，對醫學資訊會毫不保留地完全吸收，即便偏頗也因為是「醫學資訊」而接受。我想提醒醫生們注意：「出於善意的醫療行為，最後有可能是讓病情惡化的幫兇；而替患者著想的話語，最後可能讓患者感到絕望。」

天天替人看病，帶著自負的醫師，或許會不以為然。畢竟，承認出自善意的行為是錯誤的，免不了要傷害到患者的自尊。不過，論語上有句話：「過則勿憚改。」

當我察覺自己以前也做錯了的時候，在錯誤前面同樣感到躊躇猶豫。不過，想到患者，我毅然決然決定從減藥做起，協助理解、也願意減藥、停藥的患者斷開藥物。結果，只是停止使用藥物而已，患者的臉色黯沉不見了，取而代之的是漂亮的肌膚，而且，有越來越多的患者表示精神越來越好。此外，自己說話的方式也要改變，與其說會引起對方不安、恐慌的話，不如改說讓人聽了安心的話，這樣患者的病會好得更快，臉上的笑容也會多更多。

希望所有的醫師不分科別，都不要只盯著電腦螢幕上的檢查數值位患者做診療，別忘了看看患者臉上的表情、患者的眼神裡透露出的光芒。

任何一位醫學生從入學的第一天開始，無一不是充滿了熱忱，想要幫助患者脫離病痛的折磨，哪怕只是多救一人。重溫當年的熱血初衷是很重要的一件事，對人類來說，無論走到哪個時代，醫生都是必要不可或缺的人物。

我夢想中的「醫療未來藍圖」

大家看過《二十二世紀醫院消失的那一天》（飛鳥新社）嗎？這是擔任線上診所「e-Clinic」，透過網路提供健康資訊的岡本裕醫師的文學創作，他透過說故事的方式把自己對醫療的建議寫進小說裡。

小說的內容簡單的說，就是「生在現代的醫師穿越到未來，目睹到當時的醫療的驚奇之旅。」未來世界的醫院長什麼樣子呢？它跟現在猶如巨大無機質牢籠般的醫院一點也不像，而是一座到處洋溢著南洋度假風的空間。住在裡頭的病人很開心地做著運動，吃著健康的食物。有人做瑜伽、有人練氣功；有人聽音樂，有人話家常，但看不到穿白袍的醫師，只有一套能夠協助患者發揮自癒力的系統不停地運作。

遇到不得不使用醫療時，也是由擅長西醫、中醫及阿育吠陀（印度傳統醫學療法）的醫師組成的醫療小組，替病人進行整合式的治療。由於病人實在太少了，所以看病、住院通通免費。未來的人平均壽命是一百一十歲，死因的第一名是猝死，也就是壽終正寢。像現在這種從掛號到實際看診花好幾個小時，結果看不到三分鐘就結束的時代，在未來已化成過去的遺物。

這是一本非常有趣的書，而且，書中所描述的未來醫療與我心目中的理想醫療藍圖不謀而合，像我們現在這種幾乎要把整個國家預算資源都投入醫療費用的社會，怎麼看都覺得荒誕不經，因為這樣不就全國上下所有的人都是病人嗎？

現在也有不少人都注意到了這個現象，相信在不久的將來，我們的醫療界一定能夠出現重大的變革。

結語

醫院應該是能量補給站

「醫院應該是能量補給站」，這是我個人對醫院的看法。

最近，所謂的能量景點夯到在全球掀起熱潮。為什麼神社、聖地以及充滿神奇力量的自然景觀會受到世人的矚目呢？因為它們全都是「療癒的場所」。

跟這些能量景點比起來，醫院帶給人的都是非常陰鬱的印象。不管建構出來的醫院大樓有多明亮、多現代化，那個空間似乎就隱藏某些令人不安、感到恐怖的東西，充斥著強大的負能量，比較敏感的人可以清楚地感受到這些眼睛看不到的負能量。醫院原本的面貌應該是充滿生機的地方，但現在的醫療環境卻不是如此，這是何等悲哀的事實。

因病煩惱、為病受苦的人，只要來到醫院就能夠得到被治癒的希望，找回生命的喜悅。我認為這樣的地方才能叫做醫院。

我每天的診療都是為了達成這個理想所做的努力，我相信「終有一天，醫院和藥物都不會再是必需品」。

最後，本書能夠出版要感謝給予出書機會的 **Healthy Path** 株式會社田村忠司社長、給予我諸多指導的原新瀉大學醫學部名譽教授安保徹先生（已故）。同時，在此也要向對我提出許多有用建議的醫師友人、治療師和編輯，以及給我許多靈感的患者朋友們，致上深深的謝意。

另一方面，也感謝妻子和家人一路陪伴，更謝謝每位工作夥伴對醫院的支持。

松田史彦

九成的藥不用吃！【暢銷新裝版】

藥物副作用更是疾病的來源！

作　　者：松田史彥
譯　　者：林雅惠
特約編輯：黃信瑜
封面設計：盧穎作
圖文整合：洪祥閔
選　　書：莊佩璇
責任編輯：謝宜芸
社　　長：洪美華
出　　版：幸福綠光股份有限公司
地　　址：台北市杭州南路一段 63 號 9 樓之 1
電　　話：(02)2392-5338
傳　　真：(02)2392-5380
網　　址：www.thirdnature.com.tw
E-mail：reader@thirdnature.com.tw

九成的藥不用吃！藥物副作用更是疾病的來源！／松田史彥著；譯. -- 2 版 -- 臺北市：幸福綠光，2023.05 面；公分
譯自：日本初「薬やめる科」の医師が教える　薬の９割はやめられる！
ISBN 978-626-7254-20-2 (平裝)
1. 藥品 2. 藥學
418.2　　112005833

印製：中原造像股份有限公司
二版一刷：2023 年 5 月
二版三刷：2024 年 3 月
郵撥帳號：50130123
幸福綠光股份有限公司
定價：新台幣 330 元（平裝）

ISBN　978-626-7254-20-2

總經銷：聯合發行股份有限公司
新北市新店區寶橋路 235 巷 6 弄 6 號 2 樓
電話：(02)2917-8022
傳真：(02)2915-6275